Monthly Book

Medical Rehabilitation

編集企画にあたって………

　日々の医療や福祉の現場で，患者・利用者のリハビリテーション治療や生活指導に携わる読者の皆様にとって，最も難渋する障害は，「本人が自分の障害に気づいていない」という，病識の低下ではないでしょうか．気づいていないので，必要なリハビリテーションや生活指導を受けない，言われるままに受けたとしても熱心に取り組まない，修正しようとしない．自分は正しいと思っているので，その誤りを指摘すると，否定する，いらだつなどの感情面の問題すら噴出することがあります．その結果，本人と治療者の関係は悪くなるので，治療者はあまり病識の問題には触れない．したがって，リハビリテーション治療は思うように進みません．

　一方，「自己を知る」ことは，健常者でも難しい能力です．自分は，第三者にどのように思われているのかを知っているか．自己の行動や発言は相手にどのような影響を与えているのかを知っているか．自分の知識や判断能力の限界を熟知して行動しているか．それはあたかも，自分の顔がどのような容貌なのか，鏡を見ることがない限り，わからないことに似ています．健常者でも難しい最上位に位置する能力なのです．

　本来，ヒトは自分を正当化し，現在までの自己を保持しようとする習性があります．自分に都合の良いことは受け入れますが，都合の悪いことは聞き流す，あるいは聞き入れない傾向があります．左右の大脳半球が健全である分離脳研究をみてみましょう．右脳に雪景色を投影すると，右脳は，左手に雪かき用のスコップを指し示すように命じます．同時に，左脳にはニワトリ小屋を投影します．そして，「なぜ，左手はスコップを指し示したのですか？」と問うてみます．すると，「ニワトリ小屋を掃除するためです」と，自己の行動を正当化する，「言い訳」を左脳はするのです．自己の誤りを認めないのです．このように，健常な大脳ですら，自己の真実を認識しない，認めない傾向があるのです．まして，脳に機能低下を生じた場合は，なおさらということが容易に推測されます．

　自己を認識する能力とその障害，そしてそのアプローチは，脳科学的にも，心理学的にも，そして社会学的にも難しい，深淵なテーマです．従来，正書で議論されることはあまりありませんでした．しかし，前述のように，リハビリテーション医療において避けることのできない重要なテーマです．このたびの特集は，このような背景のもとで企画し，各分野で，ご活躍の先生方にご執筆をいただきました．本特集が，医療・福祉の分野でお役立ていただければ，幸いです

2021 年 8 月
渡邉　修

JN118327

Contents

病識低下に対する リハビリテーションアプローチ

編集企画／東京慈恵会医科大学教授　渡邉　修

Monthly Book
MEDICAL REHABILITATION No. 265/2021.9 目次

編集主幹／宮野佐年　水間正澄

新刊

まず知っておきたい！

がん治療のお金,医療サービス 事典

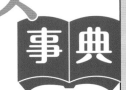

編集 山﨑知子（宮城県立がんセンター 頭頸部内科 診療科長）

2021年6月 定価 2,200円（本体 2,000円） A5判 244頁

治療費用や使える医療サービス・制度、正しい情報収集の方法など、がん治療にあたってまず知っておきたい知識を一冊にまとめました。
患者さんからよくある質問や、症例紹介も交えながら、日々がん患者さんにかかわる医師、歯科医師、看護師、薬剤師、理学療法士、医療ソーシャルワーカーの多職種にわたる執筆陣が、丁寧に解説しました！

主な目次

イラスト・図・表が豊富で読みやすい！

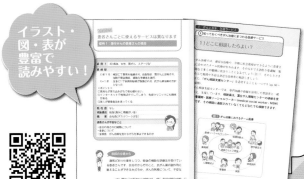

さらに詳しくはこちら

全日本病院出版会
〒113-0033 東京都文京区本郷3-16-4
www.zenniti.com
Tel：03-5689-5989
Fax：03-5689-8030

MB Med Reha **No.265**：**1-6**, 2021

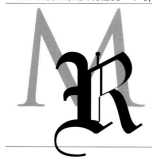

特集／病識低下に対するリハビリテーションアプローチ

病識に関する理論的基盤

岡村陽子*

Abstract　病識の低下へのアプローチは脳損傷のある人に対するリハビリテーションの主要なテーマとなるが，病識に関連する用語やモデルは複数存在し，概念の整理に戸惑うことも多い.
　病識の低下には，病態失認(anosognosia)，セルフアウェアネス障害(impaired self-awareness；ISA)といった神経心理学的な要因によるものと，心理的な要因によるものが存在し，モデルとしては，知的アウェアネス，体験的アウェアネス，予測的アウェアネスで構成されるアウェアネスの階層モデル，メタ認知の概念に基づいてアウェアネスを説明する包括的動的相互作用モデル，認知神経科学的要因，心理学的要因，社会環境的要因で説明する生物心理社会モデルが存在する. 包括的動的相互作用モデルや生物心理社会モデルは病識の低下の状態を評価する際に有用であり，アウェアネスの階層モデルは代償手段の選択やリハビリテーションの目標設定に役立つ. こうした病識の理論的基盤を理解することが介入の一助となると思われる.

Key words　病識の低下(unawareness)，アウェアネスの階層モデル(the pyramid model of awareness)，心理的否認(psychological denial)

はじめに

　病識の低下とは，一般的に病気や障害，能力の低下に対する気づきや自覚，認識がないことを意味し，病識の低下がリハビリテーションを妨げる一因となる. そのため，病識の低下へのアプローチ自体が脳損傷のある人に対するリハビリテーションの主要なテーマとなることも多い. しかし，病識に関連する用語には，病態失認(anosognosia)，アウェアネス障害(unawareness)，アウェアネスの欠如(lack of awareness)，セルフアウェアネスの障害(impaired self-awareness；ISA)などがあり，それぞれ異なるものを指すこともあれば，重複した意味で用いられることもあり，臨床で使用する際に共通の理解が得られているとは限らない. また，病識を説明するモデルも複数存在し，介入の参考とするモデルには何が適切であるのか判断に迷うこともある. ここでは，病識の低下に対する概念を整理し，病識の低下を説明するいくつかのモデルから病識の理論的基盤を解説する. 病識の理論的基盤を確認し，Crosson らのアウェアネスの階層モデル[1]の持つ意味を捉え直すことは，これからの病識の低下への介入の一助となると思われる.

病識の低下を説明する概念

　病識の低下は単一の症状として捉えることは難しく，器質的な脳の損傷の結果生じるという神経心理学的な枠組みと，心理的否認などの心理的枠組みとに分けて説明される[2]~[5]. さらに，器質的な脳の損傷から病識の低下が起きるメカニズムについても，限局的な運動，感覚，言語能力と，そ

* Yoko OKAMURA，〒 214-8580 神奈川県川崎市多摩区東三田 2-1-1　専修大学人間科学部心理学科，教授

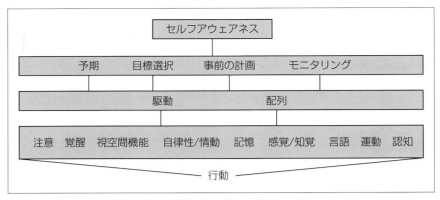

図 1. 脳の機能の階層

(文献 12 より一部改変)

の感覚あるいは能力の認知に乖離が生じる病態失認（anosognosia）と自己を認識する機能の低下を意味する ISA は異なると考えられる.

1. 神経心理学的な病識の低下

1）病態失認（anosognosia）

病態失認という用語は，右半球損傷者において左片麻痺に対する認識がないことがある状態を説明するために，フランスの神経学者である Babinski が 1914 年に用いたものである[4)6)~8)]. 病態失認とは，"a（欠如）-noso（知識）-gnosia（病気）：病気の知識を欠く状態"であり，Babinski 以前にも，2000 年以上前に哲学者のセネカは皮質盲について ルシウスに手紙を書き，近代に入ってからも 1889 年に Anton が皮質盲について報告するなど，古くから神経学的な障害として知られている[4)6)]. 病態失認は，限局的な運動，感覚，言語能力とその感覚あるいは能力の認知に乖離が生じる状態であるが，こうした状態は近年 DICE モデル（Dissociable Interactions and Counscious Experience；DICE）[9)]で説明されている. DICE モデルでは，言語や記憶，感覚などの認知的なモジュールとは別に，意識的な気づきを担っているコンシャスアウェアネスシステム（Cousious Awareness System；CAS）が存在するとし，認知的なモジュールの活動に伴って CAS が活性化することによって，認知的なモジュールの活動に意識的に気づくことができると説明している. つまり，病態失認は，狭義には領域固有の病識の低下であり，右半球損傷や前頭葉損傷によって CAS と個々のモジュールの連絡に問題が生じるために起

きる現象と考えられる[4)10)]. しかし，病態失認という用語は，障害や自分の能力に対する理解や知識における状態を説明する幅広い概念としても使用され[5)]，以下に説明するセルフアウェアネスの障害と同義で使用されることも多い.

2）セルフアウェアネス障害（impaired self-awareness；ISA）

セルフアウェアネス（self-awareness）は前頭葉と関係する脳の最も高次な機能であり，自己意識（self-coucious）や内省（self-reflectiveness）とも関連する機能とされる（**図 1**）[11)12)]. セルフアウェアネスは，単に病気や障害，能力の低下に対する気づきがあるというだけでなく，"自己（self）"に関する洞察ができているかどうか[5)]，あるいは自分を取り巻く人や環境といった社会の中の"自己（self）"を認識できているか[13)]ということまでを含む概念である. 自己の洞察や社会の中の"自己（self）"を認識するセルフアウェアネスの機能は，個々の認知的な機能を俯瞰的に捉えるメタ認知（metacognition）の 1 つであると考えられる.

さらに，メタ認知には，認知的なプロセスや"自己（self）"に関する知識と，課題の遂行中にセルフモニタリングや自己調整を行う機能が含まれている[13)14)]. そのため，ワーキングメモリの実行系（executive system）であるこうした動的な機能はオンラインアウェアネス（on-line awareness）として説明される[14)].

2. 心理的な要因による病識の低下

病識の低下の評価は，自己の能力や状態を自分で評価したものと，他者が評価したものを比較し

て行われることが一般的である[5]．つまり，病識
の低下は，自己の認識と他者の認識が乖離してい
ることを意味しており，器質的な問題により自己
の認識ができないことに加えて，他者の視線から
自己を守る機能や社会的な自己を維持したいとい
う要求から病識の低下を切り離して考えることは
できない．意識的に，あるいは無意識的に病気や
障害，能力の低下を認めたくないと考える要因に
は，心理的否認（psychological denial），ストレス
に対するコーピングスタイル，病前のからのパー
ソナリティ，病識について語るときの社会的な文
脈も影響している[5][10]．自分には問題ないと障害
があることを認めない，一般就労にこだわる，代
償手段の利用ではなく回復にあくまでこだわると
いったことの背後には，神経心理学的な病識の低
下よりも心理的な否認の影響のほうが大きいこと
も考えられる．ストレスに対して問題中心のコー
ピングスタイルをとらない人は代償手段を使いた
がらないかもしれないし，困難なことに挑戦して
いくことを好まず現状維持を望む人は障害を認め
て新しい自分を獲得することを嫌がるだろう．ま
た，家族や社会の中で権威ある存在だった人は，
人前では自分の弱さを認めたくはないものであ
る．こういった心理的な要因も考え併せてその人
に合ったリハビリテーションを考えていくことが
望ましい[5]．

病識を説明するモデル

　病識の説明には様々な立場や考え方が存在し，
そうした概念を包括するいくつかのモデルが提案
されている．以下に，これまでに提唱されてきた
病識の低下のモデルとして，アウェアネスの階層
モデル，包括的動的相互作用モデル，生物心理社
会モデルを説明する．

1．アウェアネスの階層モデル

　Crosson らは，知的アウェアネス，体験的ア
ウェアネス，予測的アウェアネスで構成されるピ
ラミッド型のアウェアネスの階層モデル（図2）[1]
を説明している．

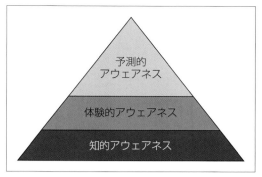

図 2．アウェアネスの階層
（文献 1 より引用，一部改変）

　知的アウェアネスは，自分の病気や障害を知識
として理解できる能力である．知的アウェアネス
には「自分には障害があります」という曖昧な知識
から，具体的に「高次脳機能障害があります」「自
分には記憶障害があります」と言えることまで幅
がある．この段階では「障害がある」「高次脳機能
障害がある」「記憶障害がある」ということが，ど
ういう体験につながり，どう備えたらいいのかを
理解できているわけではなく，単に知識として
知っているということを意味している．

　体験的アウェアネスは，病気や障害によって問
題が生じたことに気づく能力である．例えば，人
に言われたことを忘れていたことに気づく，以前
はできていたことができなくなったといった体験
をし自分には問題があると気づくことを指す．実
際に生じた問題に気づくためには，これまでの経
験と今の体験の比較や自分と周囲の違いを認識す
ることが必要である．そして，体験的アウェアネ
スの前提として，知的アウェアネスがあることが
必要とされる．全般的な低下があり病気や障害の
概念が理解できない場合，また生じている問題に
気づけない場合，問題が生じているという体験と
自分の病気や障害を結び付けて考えることは難し
い．

　予測的アウェアネスは，自分の病気や障害に
よってどんな問題が起こるか予測する能力であ
る．予測するためには，病気や障害の知識や理解
（知的アウェアネス）が必要であり，自分の病気や
障害のために実際に問題が生じたという理解（体
験的アウェアネス）を必要とする．つまり，自分に
は記憶障害があると言えるだけでなく，人から言

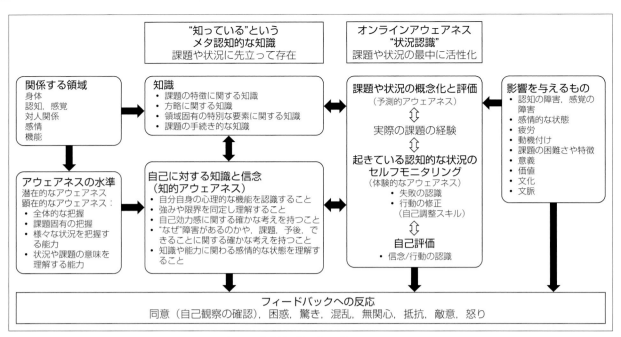

図 3. 包括的動的相互作用モデル

（文献 14 より引用，一部改変）

われたことを忘れたことがあるという体験があり，だから自分はメモを取らないといけないということが考えられるのが予測的アウェアネスである．

この階層構造は，人が病気や障害を得てから，そのために生じる問題を体験し，どうしたら良いかを考えて対応できるようになるまでの継時的な変化を説明するモデルでもある．アウェアネスの階層モデルでは，階層によって代償手段の選択が異なることが説明されていることも特徴である．知的アウェアネスの階層では環境調整などの外的代償手段が有効であり，体験的なアウェアネスの階層では問題が生じたときに必要な代償手段を使うことになる．さらに予測的なアウェアネスが可能な人は，自分で予測して代償手段を選び，状況によって代償手段を使い分けることができる．こうしたことを理解することは，リハビリテーションへの準備性を検討する際に非常に有用である．

2. 包括的動的相互作用モデル(Comprehensive Dynamic Interactional Model；CDIM)

包括的動的相互作用モデルとはメタ認知の概念に基づいてアウェアネスを説明する Toglia と Kirk によって提唱されたモデルである（図 3）[14]．Toglia と Kirk はアウェアネスをより動的に説明するために，課題の最中に活性化するオンラインアウェアネスという考え方を導入している．包括的動的相互作用モデルでも，知的アウェアネス，体験的アウェアネス，予測的アウェアネスに触れているが，アウェアネスの階層モデルよりも知的アウェアネスに含まれる範疇が広く，知的アウェアネスは自己に対する知識と信念として説明され，自分の機能や障害，問題だけでなく自己効力感や感情的な状態まで確信していることを含んでいる．そして，このモデルでは，体験的アウェアネスや予測的アウェアネスはオンラインアウェアネスの過程に必要なものと考えられており，今起きていることをモニタリングすることが体験的アウェアネスで，実際の体験やセルフモニタリング，自己評価を通して課題や状況を概念化したり評価したりすることが予測的アウェアネスであるとしている．

このモデルは，人の継時的な変化を説明するというよりも，課題の遂行の最中に何が生じているのかを概念的に説明するものである．例えば記憶障害のある人が人の話を聞いているときに，話を

表 1. 生物心理社会モデル

アウェアネス障害の要因	関連するアウェアネスの領域	アウェアネス障害はどのように生じるか
認知神経学的要因	身体，感覚，認知的な変化に関する選択的な知識	CAS と特定のモジュールの間の選択的な解離により生じる：右半球損傷，前頭葉損傷
	認知，行動，情動機能など全般的な変化に対する知識	前頭葉に関係する回路の損傷や全般的な脳損傷により生じる：記憶障害，遂行機能の障害（CAS やその連絡の損傷）
	課題の遂行中の行動に対するオンラインアウェアネスやセルフモニタリング	遂行機能や自己評価機能の障害により生じる：行動の失敗を同定することが困難，障害のある状態で体験したことの自己評価ができない
心理学的要因	不完全なアウェアネス障害	病前のパーソナリティの特徴やコーピングスタイルのために，部分的に，あるいは全体的に自己開示しない
	a）機能の変化や自己セルフが情動的に脅かされているようにみえる状態，パーソナルコントロールや，自立，自尊心に影響を与える主要な変化を受容すること	防衛的な反応：否認，回避，過小評価，抵抗，他責，など
	b）セルフの変化についての情報を理解することが難しい状態	防衛とは異なる反応：何かがおかしいと感じても何も問題ないかのように行動し続ける，以前通りのやり方で考え行動に頼る
社会環境的要因	評価自体の影響を受ける部分：病識を問う目的，病識の評価（質問紙や観察）の種類や性質	評価の文脈の中で，自分の問題を開示して得るものより失うものを守りたいという認識の影響
		機能の変化を認識するために適当な情報や機会がない
		文化的な価値観が，社会的な影響のある障害に関する特別な質問への答え方に影響を与える
		選択した検査では，障害へのアウェアネスが測れない

（文献 10 より引用，一部改変）

聞いている今の状態を認識するオンラインアウェアネスに欠けているとメモが取れない．そこで「忘れてしまうからメモを取りなさい」と言われて怒り出すのは，自己に対するメタ認知的な知識が欠けているためと考えられる．このモデルによって，人が病識の低下を示す行動をなぜとり，フィードバックに対してどう反応するのかを理解することができる．

3．生物心理社会モデル

Ownsworth らは，**表 1** に示すように，アウェアネス障害を認知神経科学的要因，心理学的要因，社会環境的要因に分けて，生物心理社会モデルとして説明している[10]．

生物モデルとしては，CAS と特定のモジュールの間の解離に関係する右半球損傷や前頭葉の損傷から生じる病態失認，前頭葉や脳の全般的な脳損傷により生じる全般的な病識の低下，遂行機能や自己評価機能の問題から生じるオンラインアウェアネスの障害を区別して説明している．心理モデルでは，防衛的な反応や，病前のパーソナリティ，コーピングスタイルのために，病識について話さない，自己開示をしないことがあることを説明している．そして，社会モデルとして，病識の低下

を評価する家族，知人，医療従事者や，評価に使用する質問紙，観察の項目の影響を説明している．こうした影響は，例えば，自分の問題を人に話すことで社会的地位や家族内の関係を失いたくないと思うこと，これまでの価値観から病気や障害，能力の低下を明らかにしたくないと思うことにつながる．また，評価に使われる質問紙や観察そのものが適切ではないために病識の低下を測ることができていないということもある．このモデルから，病識の低下は生物的な要因，心理的な要因，社会的な要因という様々な要因が相互作用して生じることが理解でき，病識の低下に介入する医療スタッフや介護者，家族の多角的な介入が可能となる．

リハビリテーションに有用な病識の概念

病識の低下はリハビリテーションや ADL，対人関係など日常の行動にネガティブな影響を与える[5]ため，病識の低下へのアプローチが必要と考えられている．しかし，病識の低下を説明する概念やモデルは多岐にわたるため，それぞれの概念やモデルの特徴を見極めて使い分けなければいけない．リハビリテーションの介入に頻繁に利用さ

れるアウェアネスの階層モデルは，継時的な変化について説明するモデルであり，階層に沿って目指すところを提示することができるためにリハビリテーションの目標を立てる際に利用しやすい．しかし，病識の評価の時点では，包括的動的相互作用モデルを適用して個人の病識の状態を解釈し，生物心理社会的なモデルの観点から一人ひとりの生物的な要因，心理的な要因，社会的な要因を検討することが重要である．一人ひとりにカスタマイズされたリハビリテーションを提供するためには，こうした病識の理論的基盤を踏まえて，神経心理学的な病識の低下に加え，心理的な否認やコーピングスタイル，病前のパーソナリティといった心理的な要因や，家族や学校，職場といった文脈の中での病識といった社会環境的な要因も含めて評価したうえで，アウェアネスの階層モデルのリハビリテーションへの適用を考えていくということが重要である．

文　献

1) Crosson B, et al：Awareness and compensation in postacute head injury rehabilitation. *J Head Trauma Rehabil*, 4(3)：46-54, 1989.
   Summary アウェアネスの階層モデルと心理的否認，階層モデルと導入可能な代償手段について説明している．
2) Sohlberg MM, Mateer CA：Cognitive Rehabilitation：An Integrative Neuropsychological Approach. Guilford Press, 2001.
   尾関　誠，上田幸彦(監訳)：高次脳機能障害のための認知リハビリテーション：統合的な神経心理学的アプローチ，協同医書出版社，2012.
3) 渡邉　修：前頭葉損傷のリハビリテーション．高次脳機能研，36：177-182, 2016.
4) Gainotti G：Anosognosia, denial of illness and the right hemisphere dominance for emotions：Some historical and clinical notes. *Conscious Cogn*, 58：44-50, 2018.
5) Prigatano GP, Sherer M：Impaired self-awareness and denial during the postacute phases after moderate to severe traumatic brain injury. *Front Psychol*, 11：1569, 2020.
6) Prigatano GP：Principles of neuropsychological rehabilitation. pp. 265-293, Oxford University Press, 1999.
7) Prigatano GP：Anosognosia, denial, and other disorders of phenomenological experience. *Acta Neuropsychologica*, 10(3)：371-384, 2012.
8) Langer KG, et al：Contribution to the study of the mental disorders in K. G. Langer & D. N. Levine. Translated from the original Contribution à l'Étude des Troubles Mentaux dans l'Hémiplégie Organique Cérébrale(Anosognosie). *Cortex*, 61：5-8, 2014.
9) McGlynn SM, Schacter DL：Unawareness of deficits in neuropsychological syndromes. *J Clin Exp Neuropsychol*, 11(2)：143-205, 1989.
10) Ownsworth T, et al：An integrated biopsychosocial approach to understanding awareness deficits in Alzheimer's disease and brain injury. *Neuropsychological Rehabil*, 16(4)：415-438, 2006.
    Summary 病識に与える影響を生物心理社会モデルから考えることを提案している．
11) Stuss DT, Benson BF：The frontal lobes. Raven Press, 1986.
12) Stuss DT：Awareness of deficit after brain injury, pp. 63-83, Oxford University Press, 1991.
13) 苧阪直行：メタ認知と前頭葉―ワーキングメモリの認知神経科学からのアプローチ―，心理学評論，50(3)：216-226，2007.
14) Toglia J, Kirk U：Understanding awareness deficits following brain injury. *NeuroRehabilitation*, 15(1)：57-70, 2000.
    Summary メタ認知とオンラインアウェアネスの概念から，病識の包括的動的相互作用モデルを提唱している．

MB Med Reha **No.265**：**7-14**, 2021

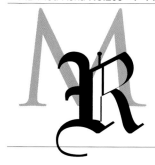

特集／病識低下に対するリハビリテーションアプローチ

前頭葉損傷に起因する病識低下に対する リハビリテーションアプローチ

渡邉 修*

Abstract 前頭前野の損傷に起因する病識低下は，自己の全体像を客観的に把握することに障害がある．前頭葉性の自己認識（self-awareness）を司る部位は，内側前頭皮質を含む大脳の正中皮質構造が形成するネットワークに求める報告が数多く存在し，デフォルトモードネットワークの一部となる．臨床的に同部位の損傷は，重度のくも膜下出血や重症脳外傷，正中に発生した脳腫瘍術後，さらに進行したアルツハイマー型認知症や統合失調症などでみられ，リハビリテーション治療の阻害要因となる．病識が低下する症例は，その他に，注意障害，遂行機能障害，ワーキングメモリーの障害などを合併することが多く，リハビリテーションアプローチでは，この点にも配慮する必要がある．病識低下が軽度の場合は，教示，体験学習，フィードバック，カウンセリングが，重度例では，目的を指向する行動化によって成功体験を積み重ねていくアプローチが望ましい．

Key words 自己認識（self-awareness），病識低下（anosognosia），前部帯状回（anterior cingulate gyrus），環境調整（environmental modification），フィードバック（feedback）

はじめに

　自己認識（self-awareness）とは，自己の状態に対する気づきである．Prigatano らは，「主観的な感覚を維持しながら，客観的な用語で自己を知覚する能力」と定義している[1]．脳損傷によって，これらの能力，いわゆる病識が低下すると，医療および福祉の現場，そして家庭生活において，本人自らの機能回復は阻害され，その家族は疲弊し，支援者をはじめとするリハビリテーションスタッフもその治療方法に苦慮する．対象疾患は，脳卒中，認知症，外傷性脳損傷，パーキンソン病，統合失調症などの精神疾患，発達障害などの先天性疾患など，広範に及んでおり，これらに共通した主な責任病巣は，前頭葉を中心とするネットワークにあると考えられている．本稿では，まず，病識低下に関する神経基盤について文献的考察を行

い，次いで，筆者が臨床の現場において行っている病識低下に対するリハビリテーションアプローチについて，各種の臨床研究と事例を交えながら述べたいと思う．

病識を形成する能力

　あらゆる知的能力の中で，外界に目を向けるのではなく，自分自身に注意を注ぎ，自己の能力を客観的に把握する能力（metacognition）は，健常者においても高い機能に属する．ソクラテスが，「無知の知」を説いたのも，ヒトであっても，失われやすい能力であるからだろう．Ben-Yishay は長年，脳損傷者に対し神経心理学的リハビリテーションを主導してきた神経心理学者であるが，彼は高次脳機能を**図 1**のように階層構造で捉え，その最上部に，自己認識（self-awareness）を置いた[2]．正しく自己を知覚するためには，覚醒-注意

* Shu WATANABE，〒 201-8601 東京都狛江市和泉本町 4-11-1　東京慈恵会医科大学附属第三病院リハビリテーション科，教授

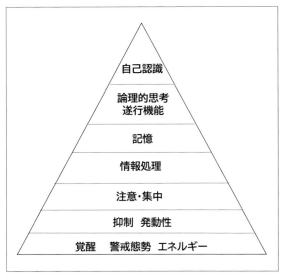

図 1. 高次脳機能の階層構造
（文献 2 をもとに作成）

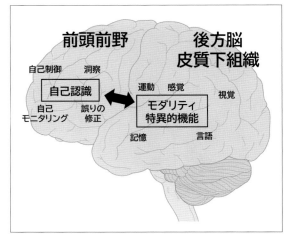

図 2. 自己認識の階層システム
（文献 6 をもとに作成）

機能とともに，本来の意思にそぐわない状況をも受け入れなければならない抑制機能，自己と外界との関係に関するモニタリング機能，自己の問題に関する論理的思考能力を要し，これらに対応する健全な脳機能構造が必要となる．Prigatano らは，自己認識には，思考と感情の相互作用も必要であると述べている[3]．

神経基盤

自己認識（self-awareness），すなわち「自らを知る能力」は前頭葉の機能であるという説が古くから唱えられてきた．それは，前頭葉に局在する脳腫瘍症例や銃創などの局所的な前頭葉損傷例で，自己の障害に無関心になる，否認するなどの人格障害を招く報告からであった．また，前頭前野に対する精神外科手術（脳葉切断術：lobotomy）を受けた患者は，自己への関心を失い，手術を受けたことすら否定する[4]．このような事例から，局所前頭葉損傷の症候として自己認識の低下が確認された．この場合，その大多数において前頭葉は両側性に損傷されており，片側性の病巣では障害は検出されづらい[5]．この点は，以下の疾患群においても認められる．すなわち，進行したアルツハイマー型認知症例，前頭側頭型認知症例，両側前頭葉挫傷例，一本の前大脳動脈が両側の前頭葉を還流しているタイプの前大脳動脈閉塞例，巨大下垂体線腫や頭蓋咽頭腫などの正中に位置する腫瘍に対し，両側前頭葉半球間裂から侵入した手術症例，統合失調症等の精神疾患などである．

1. 自己認識に関する階層構造（図 2）[6]

Stuss は，自己認識の障害を，運動麻痺や失語に対する否認のような局所的な病識低下と，より高次の，自己全体像を把握するレベルでの病識低下に分けて論じている．すなわち，前頭前野は，後方脳および基底核との線維連絡を通して，自己の状況に関する感覚情報を受容するために機能している．したがって，後方脳および基底核が損傷を受けても，病識の低下が起き得る．例えば，右頭頂葉病変で片麻痺の自覚が低下する．左側頭葉〜頭頂葉の損傷で失語に対する認識が低下する[6]．同様に，McGlynn らも，病識に関する 2 つの構造を，下位の認知システムと，そのシステムからの情報をモニター，分析する上位のシステムとに区別した．そして後者のシステムを conscious awareness system と呼び，その破綻が自己の全体像の把握の障害をきたすとした．そして，下位のシステムが破綻すると，上位の conscious awareness system からの離断が生じ，片麻痺や記憶障害などの，各要素的障害に限定した病識の低下を生ずるとした[7]．こうした 2 層構造の考え方は，他の多くの研究者も提唱している．

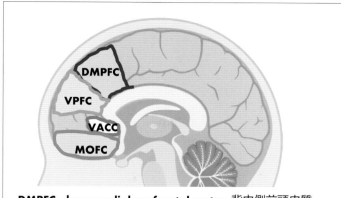

図 3.
自己認識に関連する前頭前野の正中構造
（文献 8 を一部改変）

DMPFC: dorsomedial prefrontal cortex 背内側前頭皮質
VMPFC: ventromedial prefrontal cortex 腹内側前頭皮質
VACC: ventral anterior cingulate cortex 腹側前部帯状皮質
MOFC: medial orbitofrontal cortex 内側眼窩前頭皮質

2．前頭前野

　前頭前野の中で，病識の低下をきたしやすい損傷部位として，古くから前部帯状回を主体とする内側前頭皮質が指摘されてきた（図 3）[8]．Johnson らは，8 人の健常者を対象に，自己に関する質問への回答時の脳機能を fMRI で検出した．その結果，前頭前野内側皮質の前方，および後部帯状回が有意に活動していたと報告した[9]．Ham らは，63 人の外傷性脳損傷患者について，病識の希薄の有無で，fMRI での活動部位の相違を調査した．その結果，病識が低い群は，安静時，前頭葉−頭頂葉ネットワークの活動が低かったと報じた．特に，背側前部帯状回の活動が低かった．一方，エラーがみられた場合，病識の低い群では，前部帯状回と密接に関連のある前部島部の活動が高かったと報告した[10]．

　一方，Fleming らは，病識の問題を，本人と第三者の評価の相違という視点で行われた研究報告のレビューを行い，自己の行動を後方視的に判断する場合は，外側前頭前野皮質が，前方視的に判断する場合は，内側前頭前野皮質が関与しているとまとめた[11]．また，アルツハイマー型認知症を対象としたシステマティックレビューによると，32 の研究論文で，病識低下に最も関連する領域は，下前頭回，前部帯状回，側頭葉内側，上および中前頭回，前頭前野眼窩面，後部帯状回および島部であった[12]．すなわち，病識の低下にかかわる前頭前野は，内側前頭皮質に留まらない．この

点は，冒頭でも述べたように，「病識」には多くの認知機能が関与していることに他ならない．

3．前頭前野を中心とするネットワーク

　自己認識（self-awareness）の主座を，内側前頭皮質を含む大脳の正中皮質構造（cortical midline structures）が形成するネットワークに求める報告が数多く存在する[13)14)]．いわゆるデフォルトモードネットワーク（default-mode network：DMN）といわれ，安静時に同期して活動する複数の脳部位の総称で，内側前頭皮質，後部帯状回/楔前部などを含んでいる[15]．Shaurya Prakash らは，健常者を対象に，マインドフルネスを体験させると，背側後部帯状回，楔前部を含む DMN の有意な活動を機能的 MRI で，確認している[16]．他方で安静時の脳活動は，自己の状況を内省することに関与するのであろう．また，軽度認知障害およびアルツハイマー型認知症を対象としたシステマティックレビューにおいても，病態失認に関連する部位として DMN の重要性が報告されている[17]．

　一方，前頭葉は基底核から視床を介し，再び前頭葉に戻るネットワークを有し，運動チャネル，眼球運動チャネル，前頭前野チャネル（認知系），辺縁系チャネルが区別されている（図 4）[18]．この中で，辺縁系チャネルは，前部帯状回，眼窩前頭回が，側坐核，腹側尾状核，腹側被殻，そして，視床の背内側核をつなぐ回路として機能している[19]．視床の複数の核群の中で，背内側核は前頭前野に投射し，広範な認知機能とともに情動コン

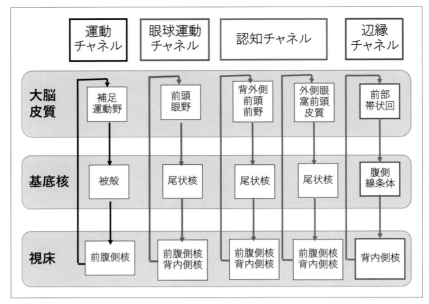

図 4. 前頭葉～基底核～視床回路

(文献 18 をもとに作成)

トロールにも関与しており[20]，特に両側性の損傷は病識にもかかわる問題をもたらすと考えられる．

病識低下に対するリハビリテーションアプローチ

1．前　提

1）前述した Ben-Yishay の高次脳機能の階層構造(**図 1**)にあるように，病識は，様々な高次脳機能の最上部に位置するように，前頭葉の広範な機能を動員する．したがって，病識の低下がある前頭葉損傷者には，注意障害，遂行機能障害，ワーキングメモリーの障害などを合併していることが多い．したがって，リハビリテーションアプローチに際しては，これらが並存している可能性を理解しておく必要がある．例えば，教示にあたっては，簡易に説明する，紙面に残す，作業にあたっては，パーテーションなどで外乱を遮断する，静かな環境を考慮するなどの環境調整(後述)を考慮する．

2）病識低下の内容は一律ではない．脳外傷患者の病識の低下について，身体障害よりも認知障害や行動障害についての自覚に乏しいことが報告されてきた[21]．急性期から回復期にかけては，身体障害や日常生活の障害に対する気づきが始まり，次いで，認知障害に対する

気づき，最終的には感情面の障害や社会性の障害を理解することが多いと思われる．患者の病識の低下は，片麻痺や記憶障害などの要素的障害に限定したものなのか，自己の能力全体に関する自覚の低下なのかを明らかにしておくことが，リハビリテーション治療のうえで重要となる．

3）病識の低下は，前述の脳神経構造の損傷から生ずることの他に，心理社会的側面からの否定感情，あるいは，自己防衛から生じる可能性も熟知しておく必要がある．Weinstein らは，新たな障害を理解するための適応的行動，Crosson らは，障害を認める苦痛からの逃避行動であると述べている[6]．したがって，現実の問題を直視し自覚させるよう指導する際には，きめ細やかな配慮を要する．Gillen は，病識が改善する過程で，うつや不安が増大しないかモニターする必要性を説いている[22]．

4）リハビリテーション治療に先立ち，障害の自覚の程度を知ることが重要である．障害の自覚には，①「くも膜下出血になり，私は記憶が苦手で，日常生活で問題が生じると言われている」などと，知識に留まるレベル(intellectual awareness)，②日常生活で失くし物を

して，「私は，記憶が悪いんだ」と，その時点で障害を自覚するレベル(emergent awareness)，③「きっと，生活のうえで，記憶障害があるので，困ることがあるだろう」と，障害により問題が生じる可能性を予測できるレベル(anticipatory awareness)がある[23]．さらに，Toglia らはこれらをもとに，自己の行動を常にモニタリングし，その行動を調整する能力の必要性を提唱した[24]．リハビリテーション治療は，anticipatory awareness のレベルから，さらに障害を補うための行動(例えば，メモや手帳を使いこなす)ができることを目標にする．

2．軽症例に対するアプローチ[6]…自覚化

ここでいう軽症とは，自己の障害を否定することはなく，障害に対するリハビリテーション治療を受け入れることができる例とする．

1）教 示

疾患と症状について，口頭や紙面，パンフレットなどを利用して説明を繰り返す．病歴の説明，画像所見に基づく高次脳機能障害の説明も有効である．また，病識を促す方法として，第三者の意見を提示することも有効である．家族から見た視点と本人の視点の相違を示す．例えば，外傷後に，本人は「すこし自分は怒りっぽくなった」と感じているが，家族は「本人はかなり怒りっぽくなった」と感じていることを伝える．

2）体験学習とフィードバック

行動を起こす前に自分の完遂度を予測させ，実際の行動結果と比較する．例えば，夕飯の準備に際し，何ができて何ができないのかを予測して記録する．そして実際の結果と照合する．このフィードバックは，自らの誤りを直視し修正を行う過程であり，第三者の口頭指示，自らのビデオ映像，他者との比較などにおいても行われ，病識低下に対し効果の高いエビデンスを有している[25]．こうした体験を繰り返す中で，弱点が浮き彫りになっていく．この過程で大切なのは，自己の能力を予測することである(prediction methods)．何ができて，何ができないのか，完遂するまでにどの程度の時間を要するのか，援助は必要なのか[22]．また，この過程で強み(strength)を明確にすることも重要である．強みを活かした指導によって，成功体験を重ねさせることが自信につながり，自己効力感を育み，病識の低下の改善につながる．

3）心理療法・カウンセリング

カウンセラーは患者の鏡になる．相手の悩みや考えを語らせ，受け止め，その過程を通して，患者自身に何が問題なのかを気づかせる．患者背景(家族関係，職業，生活歴，性格，教育歴，価値観など)を踏まえ，訴えを否定せず，指示的な言動は控え，傾聴する姿勢をとり，信頼関係を構築するよう努める．インタビューから，どのような点が問題なのか，困っているのか(例：将来の不安，能力の喪失，役割の喪失)を共有する．この手法は，患者の問題点を直接的に指摘，指示するのではなく，非指示療法(non-directive therapy)という．

3．重症例に対するアプローチ…行動化

重症例では，教示や体験学習は，学習能力が乏しいことから効果は期待しにくい．そこでまず，病識を促すことに焦点を当てず，日常生活や作業活動について，できることを徐々に増やし，成功体験を重ね，自信をつけさせることを治療目標とする．この際，成功しやすいよう環境調整を行う(後述)．具体的なゴール(例えば，復職や独居など)を患者とともに設定することの有効性は明らか[26]であり，この点は軽症例と同様である．

4．環境調整

Diller[27]はリハビリテーション医療における患者の環境を，a)physical(物理的環境)，b)interpersonal(人間関係)，c)social(社会環境)の3つに分類し，患者の能力障害の大部分はこうした環境で決定されるとした．物理的環境とは，混乱を避け，高度な判断を要しなくても良いような，構造化と言われる整理された環境を指している．疾患の急性期は，特に聴覚・視覚入力の制限を行う場合もある．周囲の雑音が騒音に感じ，イライラ感

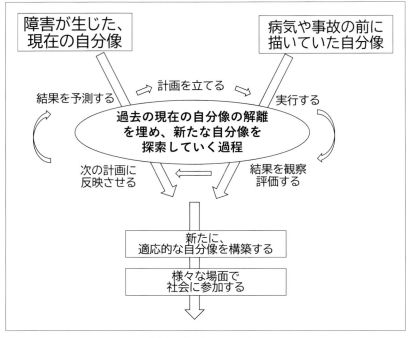

図 5．Y shape モデル

（文献 28 をもとに作成）

や不安感を抱く患者もいる．能力低下から以前と比べ作業がこなせなくなった例では，作業の質と量を調整した作業内容の工夫を行い，成功体験を得られるような配慮が必要となる．一方，人間関係とは，周囲の人間の，「患者に寄り添う姿勢」である．それは肯定的態度である．障害への無理解が患者の不信感や疎外感，あるいは敵対心すら抱かせることがある．リハビリテーション医療の基本は，スタッフとの信頼関係である．また，社会環境とは，社会における自己の価値意識である．それは自己効力感である．人は皆，承認欲求を持っている．この視点での配慮が求められる．

5．Y shape モデル

脳損傷によって，自分が過去から未来に向かって描いていた自分像（identity）は，大きく変化してしまう．病識低下に対するリハビリテーション治療は，この自分像の変革を求め，さらに現実社会に適応できるようにするための学習過程に他ならない．筆者が 2018 年 3 月に，英国において脳損傷者に対する神経心理学的リハビリテーションを先導している Oliver Zangwill Center を訪問した折に，この新たな自分像を確立するためのモデルとして，Gracey らが提唱した Y shape モデル[28]

（**図 5**）について説明をしていただいた．現在の自分像と過去から描いてきた自分像との相違した感覚を，各種の活動（計画⇒実行⇒記録⇒評価⇒次の計画に反映⇒予測⇒計画）を通して近づけ，新たな自己を形成し，社会参加につなげていく．これこそが，病識低下に対するリハビリテーション医療だと考えられる．

6．グループ療法

グループ療法は，コミュニケーション能力および社会性の向上に重点を置いている．Lundqvistらは，病識の回復と問題への対処能力が有意に改善したと報告している[29]．筆者らは，社会性の低下した外来の頭部外傷者に対し，小グループを形成し各種の訓練プログラムを試みた[30)31]．その内容は，週 2 回，各々 3 時間で認知リハビリテーション，運動療法，レクリエーションなどを含んでいた．数か月のプログラムの中で，患者の社会性は種々の評価尺度で向上し，さらに就労などの方向性が具体的となったが，その効果の 1 つは，小グループが互いの仲間意識・連帯感を深めるとともに，双方の障害を認識し，自己の障害をも認知する機会を与えた（病識の向上）のだと考えている．外部から誤りを指摘するのではなく，環境調整さ

れた小社会の中で，自ら「気づかせる」という視点
である．

7．地域リハビリテーション

高次脳機能障害は，適切な環境とリハビリテー
ション医療によって，時間をかけたなだらかな回
復をみせる．この回復過程では，前述の Y shape
モデルで示されるように，現在の自分像と過去か
ら描いていた自分像のギャップを埋め，新たな自
分像を構築する．そのリハビリテーション医療の
場は，回復期以降は地域にある．したがって，医
療機関と地域との連携が必須となる．その連携
は，各個人のニーズ，高次脳機能障害の内容，将
来の目標によって異なるが，高次脳機能障害拠点
機関，福祉事務所，保健所，地域包括支援セン
ター，保健福祉センター，介護保険サービス機関，
就労支援機関，相談支援事業所，患者家族会など
である．連携を組むチームは，患者・家族と信頼
関係を築き，チームワークの指揮者となるキー
パーソンを置き，共通の目標と対応方法を有する
ことが大切である．現実社会の日々の活動での
フィードバックや自己効力感を通し，病識が改善
し，障害を代償する行動が生まれ，社会に適応し
ていくと考えられる．

文　献

1）Prigatano GP ほか（著）：序論．Prigatano GP ほ
か（編集），中村隆一（監訳），脳損傷後の欠損につ
いての意識性—臨床的・理論的論点—，pp. 1-12，
医歯薬出版，1996.

2）Ben-Yishay Y：Brain Injury Day Treatment
Program. New York University Medical Center,
Rusk Institute of Rehabilitation, 18(5/6), pp. 513-
521, Psychology Press, 2008.

3）Prigatano GP, et al：Impaired Self-Awareness
and Denial During the Postacute Phases After
Moderate to Severe Traumatic Brain Injury.
Front Psychol, 11：1569, 2020.

4）Stuss DT：前頭葉系損傷後の自己意識性障害．
Prigatano GP ほか（編集）中村隆一（監訳），脳損
傷後の欠損についての意識性—臨床的・理論的論
点—，pp. 53-71，医歯薬出版，1996.

5）Prigatano GP：Anosognosia and patterns of imp-
aired self-awareness observed in clinical prac-
tice. *Cortex*, 61：81-92, 2014.

6）Sohlberg MM, et al：The Assessment and Man-
agement of Unawareness. Cognitive Rehabilita-
tion an integrative Neuropsychological approach,
pp. 269-305, The Guilford Press, 2001.

7）McGlynn SM, et al：Unawareness of deficits in
neuropsychological syndromes. *J Clin Exp Neu-
ropsychol*, 11(2)：143-205, 1989.

8）Flagan T, et al：Three ways in which midline
regions contribute to self-evaluation. *Front Hum
Neurosci*, 7：450, 2013. doi：10.3389/fnhum.2013.
00450

9）Johnson SC, et al：Neural correlates of self-
reflection. *Brain*, 125(Pt 8)：1808-1814, 2002.

10）Ham TE, et al：The neural basis of impaired
self-awareness after traumatic brain injury.
Brain, 137(Pt 2)：586-597, 2014.

11）Fleming SM, et al：The neural basis of metacog-
nitive ability. *Philos Trans R Soc Lond B Biol
Sci*, 367(1594)：1338-1349, 2012.
Summary　文献レビューの結果，後方視的に自己
の正確性を判断する場合は，外側前頭前皮質の吻
側および背側が，将来の自己の能力の推定には，
内側前頭前皮質が関与していると考えられた．

12）Hallam B, et al：What are the neural correlates
of meta-cognition and anosognosia in Alzheim-
er's disease? A systematic review. *Neurobiol
Aging*, 94：250-264, 2020.

13）Lou HC, et al：Towards a cognitive neuroscience
of self-awareness. *Neurosci Biobehav Rev*, 83：
765-773, 2017.

14）Therriault J, et al：Alzheimer's Disease Neuro-
imaging Initiative Anosognosia predicts default
mode network hypometabolism and clinical pro-
gression to dementia. *Neurology*, 90(11)：e932-
e939, 2018.

15）苧阪満里子：デフォルトモードネットワーク
（DMN）から脳をみる．生理心理学と精神生理学，
31(1)：1-3, 2013.

16）Prakash RS, et al：Mindfulness disposition and
default-mode network connectivity in older
adults. *Soc Cogn Affect Neurosci*, 8(1)：112-117,
2013.

17）Mondragón JD, et al：Functional Neural Corre-
lates of Anosognosia in Mild Cognitive Impair-

ment and Alzheimer's Disease：a Systematic Review. *Neuropsychol Rev*, 29(2)：139-165, 2019.
Summary 25 の研究論文によるメタアナリシスでは，病識低下の初期は，default mode network regions などの正中構造に，後期には，parieto-temporal structures に機能低下を認めた．

18）Alexander GE, et al. Functional architecture of basal ganglia circuits：neural substrates of parallel processing. *Trends Neurosci*, 13：266-271, 1990.

19）ハル・ブルーメンフェルト（著），安原　治（訳）：大脳基底核．カラー神経解剖学　臨床例と画像鑑別診断，pp. 557-593，西村書店，2010．

20）Parnaudeau S, et al：The Mediodorsal Thalamus：An Essential Partner of the Prefrontal Cortex for Cognition. *Biol Psychiatry*, 83(8)：648-656, 2018.

21）Sherer M：Rehabilitation of Impaired Awareness. High WM, et al(ed), Rehabilitation for traumatic brain injury, pp. 31-46, OXFORD university press, 2005.

22）Gillen G：Treatment of Cognitive-Perceptual Deficits. Gillen G, et al(ed), A Function-Based Approach Stroke Rehabilitation *A Function-Based Approach* FIFTH EDTITION, pp. 593-626, ELSEVIER, 2021.

23）Crosson B, et al：Awareness and compensation in postacute head injury rehabilitation. *J Head Trauma Rehabil*, 4(3)：46-54, 1989.

24）Toglia J, et al：Understanding awareness deficits following brain injury. *NeuroRehabilitation*, 15(1)：57-70, 2000.

25）Schrijnemaekers AC, et al：Treatment of unawareness of deficits in patients with acquired brain injury：a systematic review. *J Head Trauma Rehabil*, 29(5)：E9-E30, 2014.

26）Bergquist TF, et al：Awareness and goal setting with the traumatically brain injured. *Brain Inj*, 7(3)：275-282, 1993.

27）Diller L：Neuropsychological rehabilitation, Meier M, et al(ed), Neuropsychological Rehabilitation, pp. 3-17, The Guilford Press, 1987.

28）Ownsworth T, et al：Cognitive behavioural therapy for people with brain injury. Wilson BA, et al(ed), Neuropsychologicl Rehabilitation, pp. 313-326, Routledge Taylor & Francis Group, 2017.

29）Lundqvist A, et al：Improved self-awareness and coping strategies for patients with acquired brain injury—a group therapy programme. *Brain Inj*, 24(6)：823-832, 2010.

30）渡邉　修ほか：脳外傷者に対する通院リハビリテーションプログラムの試み．総合リハ，31：669-675，2003．

31）渡邉　修ほか：いわゆる高次脳機能障害者に対する地域リハビリテーションの試み．認知神経科学会誌，7：59-64，2005．

MB Med Reha **No.265** : **15-19**, 2021

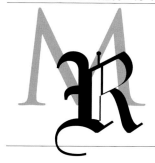

特集／病識低下に対するリハビリテーションアプローチ

失語症に起因する病識低下に対する リハビリテーションアプローチ

廣實真弓*

Abstract　重度の聴覚的理解の低下を伴う重度失語症患者やウェルニッケ失語症患者の病識低下に対するアプローチは困難を伴い，我々言語聴覚士(ST)は介入に際して頭を悩ませる．そこで本稿では，これまでに報告されたウェルニッケ失語症患者や重度失語症患者の病識低下に対するリハビリテーションアプローチのいくつかを紹介した．重度の聴覚理解の障害を伴う重度失語症患者やウェルニッケ失語症患者に対しては，課題を通して病識低下にアプローチすることが有効であるが，その際フィードバックの仕方や課題の選択が訓練を円滑にするポイントとなる．重度失語症患者は自分の思いや感情を十分に表出できないため，気づきへのアプローチを試みる際に留意すべきは心理面の変化である．気づきは障害受容の一歩であり，訓練効果を増進させるが，一方，気づくことは患者に心理的な問題を引き起こす可能性があるため，担当スタッフは緊密に連携をとりながら患者に寄り添うことが重要である．

Key words　失語症(aphasia)，病識(awareness)，セルフモニタリング(self monitoring)，自己修正(self-correction)，リハビリテーション(rehabilitation)

失語症と病識低下

　失語症患者の中で，病識(awareness)低下を呈することが多いのはウェルニッケ失語の患者である[1]．彼らの発話は流暢で，時に多弁，抑揚やリズム(プロソディ)の問題はなく，予測不能な歪みがない[1][2]．しかし音韻性錯語や語性錯語が頻出し，ジャルゴンとなることがある[1]．音韻性錯語とは単語に含まれる音の誤り(例：「りんご」を「りんど」と誤る)で，語性錯語とは目標とする単語とは異なる別の単語を言う誤り(例：「たまご」を「トマト」と誤る)である．ジャルゴンとは音韻性錯語や語性錯語が多すぎて何を言おうとしているのか推定できない発話[1]である．このような発話をするウェルニッケ失語症患者だが，自分の言語に障害があるという自覚を持っていない，すなわち病識低下を呈することが多い[1]~[3]．松田[4]は，病気を

否定したいという積極的な否認を「疾病否認」，自身の病気や言語異常に気づかないことを「病態失認」という用語を用いて，両者の違いを区別している．本稿では前者を否認，後者を病識低下と呼ぶことにする．ウェルニッケ失語の中核症状は，理解障害，表出障害，病識障害であり，典型的なウェルニッケ失語では病識障害を伴う[2]．言語障害に限定した病識低下の発現機序は不明だが，重度の理解障害のため言語活動の自己フィードバック(本稿ではセルフモニタリングと呼んでいる)が適切に機能しないためではないかと辰巳ら[2]は推察している．ウェルニッケ失語症患者の経過をみると，中核症状である聴覚理解に対する訓練をまず実施し，経過とともに急性期にみられた病識低下の改善がみられたことが報告されている[3][5][6]．病識を誤りに対する「気づき」と考えるならば，失語症患者にみられる自己修正は気づきに対する反

* Mayumi HIROZANE，〒 170-8445　東京都豊島区東池袋 2-51-4　帝京平成大学言語聴覚学科，教授

応であると考えられる．失語症の回復につれ，自己修正が増えるという報告があり，例えば伊藤ら[5]は，重度のウェルニッケ失語症患者1例の発話の回復と自己修正の変化について検討し，標準失語症検査の「まんがの説明」の改善と，自己修正の増加が密接に関係していたことを報告している．

　しかし，重度の聴覚的理解の低下を伴う重度失語症患者に対する病識低下のアプローチは困難を伴い，我々言語聴覚士（ST）は介入に際して頭を悩ませる．そこで本稿では，これまでに報告された重度失語症患者やウェルニッケ失語症患者の病識低下に対するリハビリテーションアプローチのいくつかを紹介したい．

病識低下に対する様々なリハビリテーションアプローチ

　失語症だけでなく高次脳機能障害者のリハビリテーションでは，患者自身の障害に対する気づきの立証をリハビリテーションの出発点とすべきであるとWilson[7]は主張する．Crossonら[8]の気づきのピラミッドモデル，すなわち「知的気づき」「体験的気づき」「予測的気づき」（本誌 p.1〜6 を参照）という階層性を用いて患者の気づきのレベルを分類し，レベルが同定された時点で，可能ならば，その階層性のより上位のレベルに行けるよう介入することをWilson[7]は推奨している．気づきの改善は，患者が前向きにリハビリテーションに臨む姿勢を生み，自分の誤りに気づくことで，訓練や代替手段の導入に対する内的動機づけとなるため，訓練効果を上げることが期待できる．しかしウェルニッケ失語症患者や重度失語症患者は重度の聴覚理解障害を伴うため，気づきの改善に対するアプローチに言葉によるフィードバックや説明を用いることが有用ではない場合には，どうすれば良いのだろうか．気づきのない患者にリハビリテーションができないのかというと，そうではない[7]．リハビリテーションを通して，気づきが芽生えるということも我々は経験している．ただし重度失語症患者やウェルニッケ失語症患者に対し

課題を実践し，フィードバックをする際には，高次脳機能障害など非失語性の障害を呈する患者に対するアプローチとは異なる工夫と配慮が必要となる．ここでは，重度失語症患者やウェルニッケ失語症患者の気づきに対するアプローチで，これまでに論文や書籍で紹介され臨床現場で用いられている訓練法のいくつかを紹介する．紹介した訓練法には，必ずしもエビデンスが確認されていないものが含まれている．水田[9]が言うように「失語症状は，患者によって千差万別，一人として同一の方はいない」と同時に，「極めて個別的でありながら言語である限り普遍性も必ず持っている」との前提に立つならば，これまでの症例報告の蓄積から，目の前の患者との共通する問題点と保たれている能力を見つけ出し，臨床に役立てることができるのではないかと筆者は考える．失語症訓練の基本は「どんな刺激が正反応を促進したか，どのような反応を引き出したか」[9]である．同時に評価や訓練などで観察された反応を言語情報処理モデル[2]や認知機能の関連[10]から分析し，「何に依拠して訓練を行うのか」[9]を明確にし，効果的な訓練を実施することが求められることは念頭に置くべきである．

1. 重度失語症患者に対するフィードバックの工夫と留意点

　失語症だけでなく，高次脳機能障害についての気づきにアプローチをして，気づきが改善することで患者の心理面が不安定になる可能性があるということに注意を払う必要がある．自身の問題点に気づくようになり，うつ的になる場合[6]もある．また，自身の問題点を否認していた患者に，障害に対するフィードバックをすることは防衛反応が侵され結果的に暴言などの社会的行動障害を引き起こす可能性もある．松田[4]によると，典型的な新造語ジャルゴンでは，疾病否認的心理が働いていない場合が多いが，自身の言語異常には気づいていない病態失認のことがほとんどである．このような病識低下（病態失認）は急性期に多くみられるが，その後言語の異常には気づくようになる場

16　　　　　　　　　　　MB Med Reha No.265 2021

合が多い[4]という．病識低下の原因については松田[4]が詳説しているので参考にしてほしい.

重度の失語症患者に心理面の不安定さなどが生じたときに，STの言語による説明は十分理解されないため困難さを伴う．そのため，まずはこのような状況を起こさない工夫が必要である．土橋[11]は重度失語症患者の言語訓練において，言語反応の正誤をSTがフィードバックする際に気を付けるべき点として下記を挙げている.

• いかなる課題だとしても，患者がどのような反応を求められているのか区別できるようなフィードバックをする.
• 誤反応には強化を与えず，正反応には必ず強化を与える．この繰り返しにより正反応の生起率を高めることができる．強化の際は，STの笑顔や頷きを忘れないことがポイントで，そうすることで重度失語症者の心理面に配慮した，気持ちを支える訓練となる.
• 病識の低下のある患者や感覚性失語患者には，○×や％表示による正答率のほうがわかりやすい.

2．気づきを改善させる訓練

綿森[12]は下記のような訓練法を提案した.

対　象：流暢タイプの失語症患者(筆者注：タイプ，重症度についての記載はない)

目　的：コミュニケーションストラテジーの訓練を行い，日常生活場面でのコミュニケーションを促進すること

手　順：第1段階として，会話や，動作絵の叙述課題で，自分の発話をセルフモニタリングできるようにゆっくり話す．第2段階として，錯語が出現した場合には，そこで発話を止めてもらい，録音を再生して自身の発話を聞いて，自己修正させる．第3段階として，自分で錯語を認識し，そこで発話をやめて自己修正できるまで練習する.

3．気づきの改善が得られた次の段階としてセルフモニタリングを改善させる訓練[11]

対　象：重度失語症患者

目　的：気づきの改善が得られた次の段階とし

て，セルフモニタリングを促すこと，自らの機能をコントロールしながら目標の言語行動に近づけていく能力を改善させること.

手　順：復唱課題におけるアプローチの例

(1)自分の聞き取った音韻パターン，(2)構音時の筋運動感覚，(3)実際に表出された音韻体系のプロセスの各段階を認知するためには以下の配慮が重要である.

• 患者自身が自分の反応を振り返る時間を与える
• 自分で正誤をチェックするようにする
• 言語訓練機器などで音韻・音声に集中しながら自習するように促す

これらは重度失語症患者には一見難しいと思われる訓練法だが，ごく簡単な課題を用いることがコツである.

4．実施可能な発話課題を通して気づきを改善するアプローチ

高橋[10]は，重度失語症患者は広範な脳損傷により言語機能だけでなく，関連認知機能に及ぶ症状があることを指摘した．リハビリテーションに際しては言語と言語関連認知機能の詳細な評価，すなわち機能の保存と障害の程度について評価することの重要性を訴え，ヒトの認知機能の成り立ちから言語リハビリテーションを考え，詳細な評価，介入方法を提案している.

筆者は発話する訓練の前に，まず「傾聴態度」を形成する訓練から始めることが重要だと考え，前述の高橋[10]の方法を応用して下記のような訓練を実施している．ここで紹介しているのは高橋[10]の「音韻-音声系の再建」の導入部分に相当する訓練である．参考として高橋[10]が導入後，どのように訓練材料をステップアップさせていくかを表1にまとめた.

対　象：重度失語症患者

目　的：(1)母音を随意的に正しく発話できるようになること．(2)この課題を通してSTの発話および自身の発話を聞く態度を形成し，自身の発話に対するセルフモニタリングを促すこと．(3)STと復唱課題を実施することで，話者交替の

表 1.「聞く⇔話す」プロセスの強化

1）導入部 2）/ア/の安定した産生[*1] 3）日本語文を表現する種々のプロソディの復唱 4）/オ/と/イ/の安定した産生[*2] 5）認知可能な語音の拡大と連続的可変運動としての構音能力の強化 　　　(1) 3母音の組み合わせ[*3] 　　　(2) 5母音の完成 　　　(3) 半母音導入による語句復唱段階への移行 6）有意味語句に拡大し，音韻-音声系と意味系とを結合させる 7）より長い発話単位に拡大する 8）文レベルの聴理解力と発話の自発性を高める

[*1]：母音/ア，オ/は重度失語症でも保存されやすいため，/ア/が模倣できることを第一歩とする[10]．

[*2]：/ア/との対立が明確な/オ/を導入する．/ア，オ/が概ね可能になった段階で/イ/を導入する[10]．/イ/は下顎の狭めと舌の前方移動が必要[10]なため難易度は増す．この3母音は舌，下顎，口唇の位置と音表象が明確に対立している[10]ため，訓練に適している．

[*3]：連続的可変運動としての構音能力を強化する．再生時は/ア//イ/と区切るのではなく，/アイ/と連続して発音する[10]ように促す．3母音の様々な組み合わせは，基礎的な音韻分解・抽出能力および構音能力を確実にする(例/アイ//イオ//アーオー/など)[10]．

（文献10より引用，一部改変）

ルールに基づき発話し，一人で話し続ける行動を改善すること．

　材　料：白紙，サインペン

　手　順：

　ST が発話する音声を患者が復唱する．それに対し ST がフィードバックをする．誤っている場合には患者は自己修正をするという手続きは，話者交替そのものである．ST は自分が話すときには自分の胸に手を当て，ST が話者であることを示す．次に患者が復唱するときは，患者に手を差し伸べ，患者が話者であることをジェスチャーで示す．患者が話し続けてしまうときには，「待ってください」と言いながらジェスチャーで話すことをストップするように促す．このような繰り返しの中で，話者交替のルールを患者は認識できるようになることが期待される．

(1) 白紙に「あ」と書かれた用紙を患者に提示する．ST は「あ」の文字を指さしながら，「あ」と言い，患者に復唱してもらう．復唱が困難な患者の場合は，患者の能力に合わせ音読や斉唱を用いる．実施方法についての言語教示はできる限り短い文で行い，シンプルなジェスチャーも交えて課題の説明をすることがポイントとなる．

(2) ST のフィードバックは簡潔に，わかりやす

く行う．正反応が得られた場合には，大きく頷く，指で丸をつくる，書かれた「あ」に○を付ける，「その通り」などのフィードバックをする．誤反応の場合には，首を横に振る，「違います」などと発言して誤りであることを提示する．導入段階でラポールの形成が十分でない時期には紙に×を書くなどの紙面に残る否定的なフィードバックは筆者は推奨しない．

(3) 安定して「あ」が発音できるようになったら，「あ」「あ」と白紙に書き，ST の後に「あ」「あ」と発音してもらう．

(4) 随意的に，安定して「あ」「あ」が発音できるようになったら，「あー」と白紙に書き，「あー」と復唱してもらう．

(5) 短い「あ」と長い「あー」を組み合わせを練習する．

　「あ」は発音しやすい母音のため訓練の最初の材料として用いた．随意的に様々な「あ」や「あー」の組み合わせが発音できるようになった後は，母音の種類や，練習する単語のバリエーションを増やしていく(**表 1** 参照)．

　　　　　　　　結　語

　重度失語症患者にみられる病識低下，すなわち

誤りに対する気づきの問題を改善するためのリハビリテーションアプローチについて紹介した．重度の聴覚理解の障害を伴う重度失語症患者やウェルニッケ失語症患者に対しては，課題を通して病識低下にアプローチすることが有効だということと，その際フィードバックの仕方や課題の選択が訓練を円滑にするポイントであることを説明した．気づきへのアプローチを試みる際に留意すべきは，心理面の変化である．気づきは障害受容の一歩であり，訓練効果を増進させる効果を持つが，一方，気づくことは患者に心理的な問題を引き起こす可能性がある．そのときには，リハビリテーション担当者はチームとしてきめ細かに情報共有をし，患者にかかわることが必須である．重度失語症患者は自身の思いや考えを正確に表出できないかもしれないが，各担当者は患者の発話を十分に傾聴し，本人の言いたいことや感じていることを聞こうとする態度を示すことが重要である．また，近年リハビリテーションで取り入れられている「患者に意味のあるゴール設定」[7]をすることも，気づきとともに訪れるこの困難な時期を乗り越える手助けとなる場合もあるだろう．気づくことは心理的な落ち込みをもたらすが，患者がその先の意味のあるゴールに向かう通過点と捉えることができるならば，痛みを感じながらも前に進む糧になるのかもしれない．

文 献

1) 平山和美，遠藤佳子：高次脳機能障害の理解と診察 Wernicke 失語．*Clin Neurosci*，**29**(8)：864-865，2011.
2) 辰巳 寛ほか：感覚性失語．*Clin Neurosci*，**31**(7)：779-783，2013.
3) 中川良尚：錯語とジャルゴンを呈する失語症例への訓練介入．日本高次脳機能障害学会教育・研修委員会(編)，錯語とジャルゴン，pp. 175-188，新興医学出版社，2018.
4) 松田 実：ジャルゴンの病態機序．日本高次脳機能障害学会教育・研修委員会(編)，錯語とジャルゴン，pp. 57-86，新興医学出版社，2018.
5) 伊藤ひろみ，伊藤友彦：Wernicke 失語症者一例における発話の回復と自己修正の変化．厚生年金病院年報，**16**：473-478，1990.
6) 渡部宏幸ほか：新聞記者として職業復帰したウェルニッケ失語症患者の経過報告．総合リハ，**43**(7)：667-670，2015.
7) Wilson B：第1章本書について．廣實真弓(監訳)，ワークブックで実践する脳損傷リハビリテーション，pp. 1-14，医歯薬出版，2018.
[原著] Winson R, et al (eds), The Brain Injury Rehabilitation Workbook.
8) Crosson B, et al：Awareness of comprensation in post-acute head injury rehabilitation. *J Head Trauma Rehabil*，4：46-54，1989.
9) 水田秀子：「歪み」を呈した症例の検討から．高次脳機能研，**38**(3)：354-360，2018.
10) 高橋真知子：重度失語症の評価と訓練—ヒトの認知機能の成り立ちから考える言語リハビリテーション．鈴木 勉(編著)，重度失語症の言語訓練その深さと広がり，pp. 117-148，三輪書店，2013.
11) 土橋三枝子：急性期における臨床の考え方．鈴木 勉(編著)，重度失語症の言語訓練その深さと広がり，pp. 55-72，三輪書店，2013.
12) 綿森淑子：失語症．福迫陽子ほか(編)，言語治療マニュアル，pp. 49-79，医歯薬出版，1984.

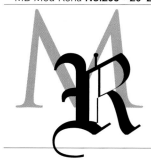

特集／病識低下に対するリハビリテーションアプローチ

高次脳機能障害者の病識低下と意思決定支援

白山靖彦*

Abstract　高次脳機能障害者の意思決定支援に関しては，いまだ明確に定式化されていない．理由は，意思決定能力が同意能力や判断能力を包含する概念であり，それを測定する客観的指標がないためである．医療同意に関しては，患者自身の一身専属性に伴う代理同意が医療では原則認められていないため，その取扱いには十分な注意が必要である．その他の意思決定支援に関しては，様々なガイドラインを参照し，本人意思の尊重を原則として意思の確認や意思および選好の推定，合意形成プロセスなどに配慮しながら支援することが重要である．本稿では，そうした医療と福祉の分野それぞれの意思決定支援のあり方を概説するとともに，病識低下が認められる高次脳機能障害者の意思決定支援を行ううえで，押さえておくポイントを整理した．

Key words　新型コロナウィルス（SARS-CoV-2），医療同意（medical consent），意思決定支援（decision-making support），合意形成（consensus building）

緒　言

　新型コロナウィルス（Severe acute respiratory syndrome coronavirus 2 以下，「SARS-CoV-2」）の感染拡大は，世界保健機関（World Health Organization；WHO）が 2020 年 3 月にパンデミック宣言を行ってから，いまだ各地でまん延しており，終息の目途は立っていない（2021 年 7 月現在）．世界中がワクチン接種の加速化によって，パンデミックを終わらせようとしており，我が国も同様の戦略をとっている．2021 年 7 月末にはすべての医療従事者，65 歳以上高齢者の接種が完了する予定であり，その後は広く一般への接種が行われる[1]．

　ワクチンを接種するにあたり，新型コロナワクチン予診票（**図 1**）[2]が事前に配布され，医師による予診を受けてから接種する．予診票には，現在の健康状態や検温結果などを記入し，副反応の可能

性も含めて接種に同意する．あくまでも接種の判断は任意であるが，最終的には自筆での署名が求められる．ただし，接種者が自署できない場合は，「代筆者が署名し，代筆者氏名と続柄を記入する．また，成年被後見人の場合は本人または成年後見人の自署」を求めている．これは，予防接種法等の改正により SARS-CoV-2 感染症に対し，疾病のまん延予防上緊急の必要から臨時接種の対象となったためであり，同法に従前から示されている親権を行う者または後見人を「保護者」とする定義がそのまま引き継がれたためである．したがって，万が一ワクチン接種により重大な副反応などが出たとしても，同意の取得行為に関しては，接種する医師および代理同意した保護者に対する違法性は棄却される．しかし，これは医療において稀な例であり，ほとんどの場合，意識喪失状態を除き患者本人からしか医療行為に関する同意を取得できない[3]．一方，入院や福祉施設入所の契約

* Yasuhiko SHIRAYAMA, 〒770-8504 徳島県徳島市蔵本町3-18-15　徳島大学大学院医歯薬学研究部地域医療福祉学分野，教授

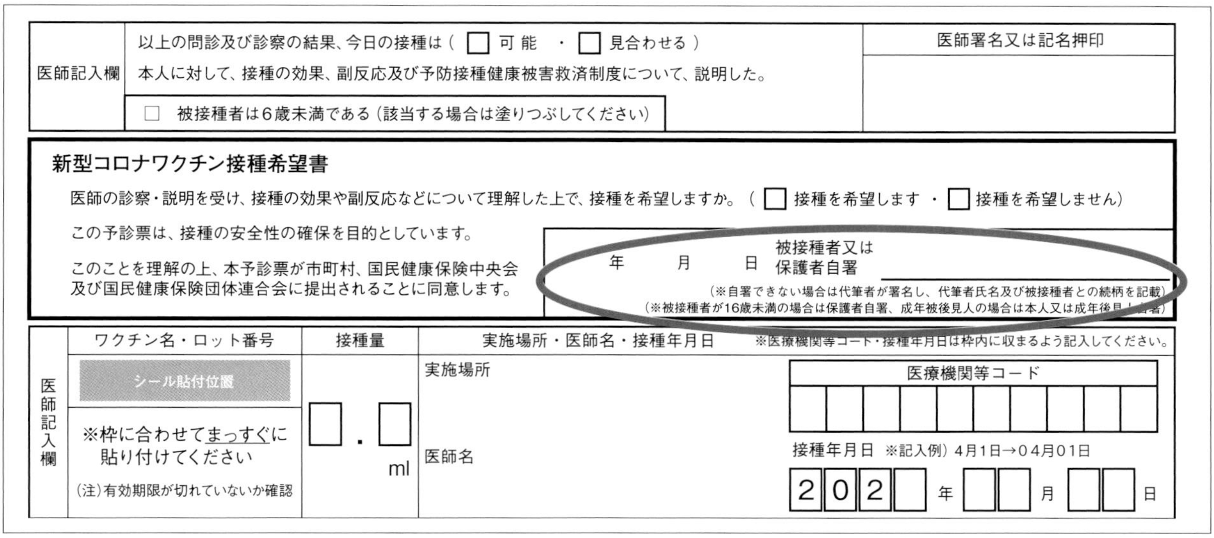

医師記入欄	以上の問診及び診察の結果、今日の接種は（ □ 可 能 ・ □ 見合わせる ） 本人に対して、接種の効果、副反応及び予防接種健康被害救済制度について、説明した。 □ 被接種者は6歳未満である（該当する場合は塗りつぶしてください）	医師署名又は記名押印

新型コロナワクチン接種希望書

医師の診察・説明を受け、接種の効果や副反応などについて理解した上で、接種を希望しますか。（ □ 接種を希望します ・ □ 接種を希望しません）

この予診票は、接種の安全性の確保を目的としています。

このことを理解の上、本予診票が市町村、国民健康保険中央会及び国民健康保険団体連合会に提出されることに同意します。

年　月　日　被接種者又は保護者自署

（※自署できない場合は代筆者が署名し、代筆者氏名及び被接種者との続柄を記載）
（※被接種者が16歳未満の場合は保護者自署、成年被後見人の場合は本人又は成年後見人が自署）

医師記入欄	ワクチン名・ロット番号	接種量	実施場所・医師名・接種年月日 ※医療機関等コード・接種年月日は枠内に収まるよう記入してください。
	シール貼付位置 ※枠に合わせてまっすぐに貼り付けてください （注）有効期限が切れていないか確認	□.□ ml	実施場所 医療機関等コード 医師名 接種年月日 ※記入例）4月1日→04月01日 202□ 年 □□ 月 □□ 日

図 1. 新型コロナワクチン接種の予診票（一部抜粋）

に関しては，同意能力が欠如または判断能力が低下していても，成年後見制度等の活用によって，代理同意が認められている．このように意思決定能力と同意能力や判断能力と必ずしも一致せず，むしろそれらを包含する概念として捉え直したうえで支援を行う必要がある．なお，本稿で用いる「意思決定能力」とは，自分の意思を伝えること，関連する情報を理解していること，選択した理由に合理性があることをもとに判断できることと操作的に定義する[4]．

本稿では，高次脳機能障害者の病識低下と意思決定支援について，医療と福祉の両面からその法的限界性や対応方法について概説する．

高次脳機能障害者の病識低下

何らかの原因によって，脳損傷を起こした場合，記憶，注意，遂行機能といった認知面に障害が残る．その中でも自分自身をモニタリングするメタ認知[5]に障害があると，自分自身の病識が欠如または低下することが起こる．すなわち，意思決定能力の有無が曖昧となる．臨床場面では，自分はどこも悪くないのになぜ病院にいるのか，リハビリテーションが必要なのか，と医療従事者に詰め寄る場面に多々遭遇する．患者本人は，実際に病識がないのだから，論理的には正当な質問である．そこで，「あなたはいつどこで事故を起こし，救急車で運ばれ，A病院で治療を受けました．記憶や注意といった認知障害があるので，今はリハビリテーションが必要と判断され，転院し今ここにいるんです」と回答する．そのやり取りを繰り返しているうち，自然経過とともに病識が戻るケースも少なくないこともわかっている．

しかし，転院または入院時に，医師からはリハビリテーションの内容や方針，検査などの説明を受け，その際に医療同意がされているものと考えた場合，先の患者と医療従事者とのやり取りは矛盾する．つまり，なぜこの病院にいるかがわからない患者がすでに入院し，リハビリテーションを受けているからである．本来の医療同意は，患者本人にしか帰属しないのだから，主治医からの転院，入院時の説明を理解しないまま，同意したことになる．家族による代理同意を当初に行った可能性もあろうが，家族による医療同意の代理は法的根拠がなく，あくまでも入院に付随した包括的同意として扱っているという認識に立脚しなければならない．したがって，病識が低下または欠如している高次脳機能障害者に対する医療同意に関しては，患者の意思決定能力を精査し，慎重に行うことが重要である．

医療における意思決定支援

身寄りがない人の入院および医療に係る意思決

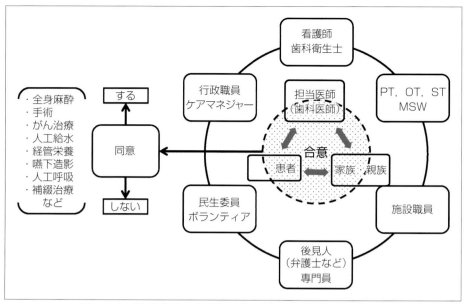

図 2. 意思決定支援の定式化に向けた合意プロセスのあり方

（文献 7 より転載）

定が困難な人への支援に関しては，ガイドライン[6]において医療機関が身寄りのない人の「身元保証・身元引受等」に求める機能や役割として，下記事項が定められた．

　① 緊急の連絡先に関すること

　② 入院計画書に関すること

　③ 入院中に必要な物品の準備に関すること

　④ 入院費等に関すること

　⑤ 退院支援に関すること

　⑥（死亡時の）遺体・遺品の引き取り・葬儀等に関すること

　ただし，ここでも医療行為の同意については，本人の一身専属性が極めて強いもので，「身元保証人・身元引受人等」の第三者に同意の権限はないと明記されている．したがって，判断能力が低下または欠如し，しかも家族による支援が受けられない高次脳機能障害者にとっては，成年後見人等へ代理的医療同意を求めることはできない．あくまでも入院退院時に係る費用の弁済や，死亡時の遺体などの引き取りに限定されている．

　では，医療機関が患者からどのように医療同意を取得するかについては本人の意思尊重を原則としながら，判断能力が低下または欠如する前における患者の意思や，エンディングノートのように

事前に何らかの意思を示していた，と考えられる事物によって推定することは可能としている．それがない場合は，本人の判断能力が不十分な場合であっても適切な医療を受けることができるよう「人生の最終段階における医療・ケアの決定プロセスに関するガイドライン」（2018（平成30）年3月改訂 厚生労働省）[6]の考え方も踏まえ，医療・ケアチームや臨床倫理委員会の活用など医療機関としての対応を示すことになっている．すなわち，医療従事者だけでなく，より範囲を広げた人的ネットワークの中で，患者の意思決定を推定し，その合意プロセスをレコード化することが必要であろう（**図2**）[7]．

福祉における意思決定支援

　福祉分野における意思決定支援については，厚生労働省（2017年）[8]が障害福祉サービスの利用等にあたっての意思決定支援ガイドラインにおいて「自ら意思を決定することに困難を抱える障害者が，日常生活や社会生活に関して自らの意思が反映された生活を送ることができるように，可能な限り本人が自ら意思決定できるよう支援し，本人の意思の確認や意思及び選好を推定し，支援を尽くしても本人の意思及び選好の推定が困難な場合

には，最後の手段として本人の最善の利益を検討するために事業者の職員が行う支援の行為及び仕組みをいう」と定義している．この中では，本人の意思の確認や意思及び選好を推定すること，本人の最善の利益を検討することが事業者職員の役割であることを重視している．

では，病識が欠如または低下している高次脳機能障害者の意思の確認，意思及び選考の推定をどのように行うのかということである．まず，必要なことは支援の原則に基づくという点である．北野[9]は「支援とは，本人の意思を促したり，容易にするための働きかけを含む，本人の希望や意思を踏まえた，本人のエンパワーメントに対する働きかけ」であるとしている．すなわち，対象者の言葉に耳を傾け，そこに隠されたメッセージに気づく，反応する，応答するといったコミュニケーションを疎かにしないことが重要である．そして，本人の有する能力に着目し，それをより伸ばす働きかけが必要となる．また，意思及び選考の推定に関しては，今までの生活歴や家族との関係性などを踏まえ，どのような生き方をしてきたのか，そしてこれからどのような生き方をしていくのかについて支援者は深く考えることである．それが職員個人で決定できないときは，本人・家族を含め，他の職員や行政担当者などを交えて合意プロセスを形成しなければならない．合意形成プロセスには段階があり，例えば，いきなり次の就労先を決めるのではなく，就労適性や，労働に耐え得る集中力持続性の適否などについても十分に吟味する必要があろう．そうして段階的にプロセスを積み重ねて行く途において，本人の意思決定を支援するのである．ただし，認知機能の状態は日々変化するため，それらに付随して本人の意思も変化することを理解しておく必要がある．

病識のない高次脳機能障害者の支援に失敗した例

認知機能のスクリーニングテストにMini-Mental State Examination（MMSE）があるが，30点満点中30点の高次脳機能障害者と面接した．身体機能は正常で，特に麻痺や失語はみられなかった．交通外傷により高次脳機能障害になり，急性期を終えて，これからリハビリテーションをするという段階の話である．「私はどこも悪くない．だからここでリハビリテーションをする必要はない．仕事に戻らないと職場に迷惑をかける」と，会って開口一番に発した．しかし，神経心理学テストをしてみると，注意や遂行機能に障害があり，特に会話中に何度もあくびをするなど，易疲労性が顕著な症例であった．先程の患者の言葉を文脈に分けると，「私はどこも悪くない」「ここでリハビリテーションをする必要はない」「仕事に戻らないと職場に迷惑をかける」の3つである．1つ目の解として，「画像や検査結果から，あなたは交通事故によって頭部を打ち，前頭葉に病変があります．また，神経心理学的検査ではTrail Making Test-Bの時間が極端に長く，注意能力が低下していますので転倒などにも注意しましょう」．2つ目の解は，「リハビリテーションをすると脳にシナプス変化が起こり，今の状態が改善することがありますので，ぜひ頑張ってください」．最後は，「今はまだ職場に戻れる状態ではありませんので，焦らずゆっくりリハビリテーションをしてから考えましょう」と回答した．結果，その患者はしばらくしてベッドから起き上がることが少なくなり，意思表明も減った．そこで，精神科を受診すると極度の抑うつ状態と診断された．つまり支援の失敗である．

このように，患者と向き合う場合，医療従事者は得てして医療的説明にとどまり，患者自身の意思決定を支援するという全人的支援の立場に立つことを忘れてしまう．この例は，高次脳機能障害という認知障害に対する知識が浅く，病識欠如への対応も不十分であった時代のものである．ここから学んだこととして，病識は自然経過とともに改善することが多く，改善によって自分の置かれている立場・状況を俯瞰できるようになると，今までとは逆の「自分は何もできないし，リハビリテーションによってどこまで改善するかわからな

表 1. 病識欠如または低下した高次脳機能障害者の意思決定支援に関するポイント

病識欠如・低下の査定	病識欠如・低下を査定する神経心理学的指標はなく，本人と家族から意見聴取した内容の差異，認知機能を測定する神経心理学的評価などを総合的に勘案して判断する．ただし，病識の回復は十分にあることから，うつ(depression)傾向の観察を怠らない．
対象者への質問	対象者に質問する際は，「今日の調子はどうですか」などのオープンクエスチョンよりも，「今日の調子は良いですが，悪いですか」といったクローズクエスチョンを用いたほうが回答しやすく，意思表明に際して混乱が少ない[10]．前回取り決めたこと(約束)の確認を行うことも重要である．
対象への応答	対象者の訴えや意見を最後まで傾聴し，矛盾している申立てに対して否定はしない．ただし，言動によって反社会的行動につながる恐れがあると判断したときは，厳重に注意する．会話途中であくびをするなど，易疲労性がみえる場合は，そのやり取りを短時間で終了するか，適宜休憩を取る．
医療同意	医療同意は，患者本人の一身専属性が極めて高いことから，主治医だけでなく，他の専門職などと合意形成を行い，そのプロセスを逐次レコード化しておく．エンディングノートなど，受傷前の本人意思を示すものがあるかについて確認する．侵襲性のある重大な医療行為を行う場合で，将来的に係争が予想される場合は，あらかじめ弁護士などに相談を求める[7,10)~12]．
その他の意思決定支援	医療同意以外の意思決定支援は，本人の意思を十分に尊重するとともに，生活歴や発症前の言動などから推定意思を洞察する．また，他の専門職種および行政関係者などと合意形成を行い，そのプロセスを逐次レコード化しておく．また，意思はその時々によって変化するため，意思の確認を定期的に行う[7,10)~12]．

い．まして，復職できないとなると，これからどうやって生きていけばよいのか」という思考に陥り，うつ発症の可能性が高くなることをあらかじめ想定しておくことも重要である．特に「頑張りましょう」などの励ましの言葉は，十分に注意する必要がある．

意思決定支援のポイント

意思決定支援には，こうすれば良いといった定式化されたマニュアルはなく，支援者が前もって備えておく心構え程度のものしかない．また，事例でも述べたように，意思決定能力を的確に測定する検査指標はないことから，その程度について，軽々に判断してはならない．そこで，今までの研究によって明らかになったことなどを踏まえ，以下に病識欠如または低下した高次脳機能障害者の意思決定支援に関するポイントを表1に紹介する．

最後に

高次脳機能障害者の意思決定能力を測定する客観的指標はなく，特に病識の欠如が認められる場合は日々の様子を観察し，意思決定した事項の確認を定期的に行うことが重要である．医療同意に関しては，違法性の有無が孕んでいることを熟知したうえで，意思決定支援を行うことが望ましい．

文 献

1) 厚生労働省：新型コロナワクチンについて．〔https://www.mhlw.go.jp/stf/seisakunitsuite/bunya//vaccine_00184.html〕アクセス日：2021年6月25日．

2) 厚生労働省：新型コロナワクチン接種の予診票．〔https://www.mhlw.go.jp/content/000739379.pdf〕アクセス日：2021年6月25日．

3) 日本弁護士連合会：医療同意能力がない者の医療同意代行に関する法律大綱，2011.〔https://www.nichibenren.or.jp/library/ja/opinion/report/data/111215_6.pdf〕アクセス日：2021年6月26日．

4) 日本緩和医療学会：苦痛緩和のための鎮静に関するガイドライン，2010.〔https://www.jspm.ne.jp/guidelines/sedation/2010/index.php〕アクセス日：2021年6月25日．

5) 白山靖彦：高次脳機能障害者に対する医療・福祉連携モデルに関する研究，風間書房，2010.

6) 厚生労働省：人生の最終段階における医療・ケアの決定プロセスに関するガイドライン，2018.〔https://www.mhlw.go.jp/file/04-Houdouhappyou-10802000-Iseikyoku-Shidouka/0000197701.pdf〕アクセス日：2021年6月25日．

7) 白山靖彦：社会福祉の立場から認知症高齢者の意思決定プロセスを考える，日補綴歯会誌，6(3)：255-260，2014.

8) 厚生労働省：障害福祉サービスの利用等にあたっての意思決定支援ガイドラインについて，2017.〔https://www.mhlw.go.jp/web/t_doc?dataId=00tc2677&dataType=1&pageNo=1〕アクセス日：

2021 年 6 月 25 日.

9) 北野誠一：ケアからエンパワーメントへ 人を支援することは意思決定を支援すること，ミネルヴァ書房，2015.

10) 白山靖彦ほか：高次脳機能障害者の医療と福祉における意思決定支援，高次脳機能研，**41**(2)：172-

177，2011.

11) 白山靖彦：高次脳機能障害者に関する意思決定支援の定式化に向けた報告，歯界展望，**129**(6)：1184-1186，2016.

12) 白山靖彦ほか：高次脳機能障害(意思決定支援における工夫)，臨精医，**46**(12)：1527-1532，2017.

MB Med Reha **No.265**：**26-31**, 2021

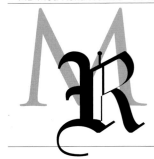

特集／病識低下に対するリハビリテーションアプローチ

精神疾患患者の病識と認知行動療法

石垣琢磨*

Abstract　精神疾患における病識は，各疾患やそのときの状態によって程度も様々で，流動的な現象だと考えられている．かつては統合失調症とその類縁疾患において病識が欠如すると考えられていたが，現在では診断にかかわらず，強迫症や摂食障害などでも病識の程度が問題にされることがある．また，病識は多次元の現象だと考えられており，測定するための多次元尺度も開発されている．一方，認知療法・認知行動療法は幅広い精神疾患に適用されているが，統合失調症を含むサイコーシス(psychosis)に対しても実践され，病識改善に有効であることがランダム化比較試験によって明らかにされている．さらに最近では，メタ認知療法やメタ認知トレーニングのように，認知の上位概念であるメタ認知に着目した精神療法がいくつも開発されており，サイコーシスの病識改善に有効であることが示されている．

Key words　精神疾患(mental illness)，尺度(scale)，認知行動療法(cognitive behavior therapy)，メタ認知(metacognition)

精神疾患における病識

1．従来の精神医学的定義と現代の理論

　精神医学における病識とは次のような概念である．「Jaspers K は患者が体験と自己に目を向けて精神疾患の原因をたずねながら，自分の病気のいろいろな側面や病気全体を判断するときに取る患者の態度のうち，あらゆる症状が正しく判断され病気全体の種類も重さも正しく判断されているものを病識と呼んだ．患者と同一の文化圏の平均的な健康な人が行う判断を基準にすると注釈されている．病気の判断が不十分な場合を病感（疾病意識）と呼ぶが，病識と病感の境界は曖昧である」[1]．

　近年では，病識の欠如や低下のメカニズムについて，**表1**のように4つの説が提唱されている[2]．ただし，この4つの説のいずれにも決定的な証拠は見つかっていないため，現在のところは，すべて関連するだろうとしかいえない．

　従来から病識と病感の境界は曖昧だとされてきたが，現在では病識をカテゴリカルな現象と捉えるのではなく，様々な程度のスペクトラムを持つ現象だと考える傾向が強くなっている．加えて，病識の程度は病状全体の変化に左右されるため，病識が長期間同じ状態で保持されるとは考えにくい．したがって精神疾患の病識を，一時点の状態をもとに「あるか，ないか」の二分法で判断することはできない．

　病識に関して一般的な精神科臨床や司法精神医学では，統合失調症とその類縁疾患に双極性障害を加えた広い概念のサイコーシス(psychosis)，うつ病のような気分障害群，神経認知障害群（例えば，アルツハイマー病），アルコール・薬物依存症なども検討対象となることが多い．一方で，かつては「病識がある」ことが診断の前提であった強

* Takuma ISHIGAKI，〒 153-9902 東京都目黒区駒場 3-8-1　東京大学大学院総合文化研究科，教授

表 1．病識欠如に関する精神医学における 4 つの説

	概　要
伝統的な心理学的理解	自尊心や肯定的な将来展望を保持するための，否認の形を取る認知的方略あるいは心理的防衛
認知機能欠損説	自分自身が何らかの障害によって苦しんでいることを認識できないという認知機能の欠損による．
神経学的異常説	神経疾患における病態失認と同様の神経学的メカニズムによる．
当事者と医師との間の摩擦	サイコーシス（psychosis）という病名は当事者に強い苦痛を与えるため，自分の体験にそうした医学的レッテルを貼られることに対する当事者の拒否感や不同意が病識欠如となって現れる．

（文献 2 より）

迫症も，DSM-5（Diagnostic and Statistical Manual of Mental Disorders, 5th edition）では病識の程度で分類することが求められるようになった．神経性やせ症（神経性無食欲症），心気症，身体醜形恐怖などでも曖昧な病識しかない場合がある．これらの精神疾患は強迫スペクトラム障害という新しい概念に含まれ[3]，従来から強迫観念（obsessive ideas）や支配観念（overvalued ideas）を持つと考えられてきたものだが，強迫観念や支配観念は妄想（delusions）との移行もあり得ると考えられるようになっている．つまり，かつては一次妄想のような症状を持つ統合失調症類縁疾患だけで病識および病識欠如は議論されていたが，現在では診断横断的に注目されているといえる．

このように精神医学において病識が様々に検討されてきた理由は，まず，司法の場でその人の責任能力の程度を医学的に検討しなければならないという特殊な任務が，精神医学には課せられているからである．次に，病識が低下している患者に対する治療法を開発し，精神保健福祉法のような法律を遵守した人権尊重の治療体制を構築するという責任を果たさなければならないからである．

そもそも自らを健康だと考えている人は治療を求めない．つまり，本人の治療への動機付けや意欲が低い．そのため，自他を傷つけるかもしれない状態に陥った際は強制的な入院治療が必要になることもあるが，医学的な措置・治療の妥当性が法律や人権保護の観点から厳しく問われる．また，薬物療法にせよ精神療法にせよ，精神科的治療は比較的長期間にわたることが多く，治療者との強い信頼関係がなければ継続できない．病識が乏しいと，この関係を構築することすら危ぶまれる．

2．病識の次元と評価尺度

病識に様々な程度が存在する理由の 1 つとして病識における多次元性が主張されるようになり，その見解に沿う形で病識の客観評価法が数多く開発された．例えば，David らが開発した "The Schedule for the Assessment of Insight（SAI）" では，「疾病を持つことへの気づき」，「精神症状への適切な再ラベリング」，「処方された治療法の受け入れ」という三次元が評価される[4]．最初の次元は，自らの精神疾患を認めることである．言い換えれば障害受容であり，患者からの抵抗が最も強い次元になり得るだろう．次の次元は，自分を悪く言う声が聞こえてきたり，ある組織が自分を狙っているという考えが生じたりするような体験が「症状」としてラベルされることである．その程度は，疾患の重篤度やそのときの感情によって変化すると推測される．最後の次元は，自分に対する薬物療法や心理社会的介入をどの程度受け入れているかを表す．この 3 つの次元は，1 人の患者の中でもそれぞれ独立している可能性がある．例えば，自らが精神的疾患に罹患しているとは全く認めていなくても，信頼する医療者や家族が勧めるので薬物療法にはさほど抵抗がなく，その効果も一部認めている（例えば，「ぐっすり眠れるようにはなった」）というケースはよくみられる．

一方，Beck らは「自己内省性」と「自己確信性」という 2 つのコンポーネントから構成される 15 項目の自記式尺度 "Beck Cognitive Insight Scale（BCIS）" を開発しており[5]，認知行動療法を基盤とする治療法の経過や効果を測定するために多用されている．BCIS は病識を直接測定するものではなく，認知的プロセスへの洞察の程度を調べる

尺度である．自己内省性は，「私は自分に対する他の人々の態度をときどき誤解したことがある」というような9項目から構成されている．このコンポーネントはSAIの「疾病を持つことへの気づき」や「精神症状への適切な再ラベリング」と正の相関を持つ．自己確信性は，「自分の体験についての私の解釈は，絶対に正しい」というような6項目から構成されている．このコンポーネントはSAIの「処方された治療法の受け入れ」と負の相関を持つ[6]．

病識を改善させる認知行動療法

1．サイコーシスに対する認知行動療法

認知行動療法（Cognitive Behavioral Therapy；CBT）は気分と行動に関係する非合理的・不適応的な思考やイメージ（認知）を修正することを目的とした精神療法である．CBTはうつ病を対象にして発展したが，現在では適用範囲を拡大させて，様々な精神疾患に用いられている．日本でもすでに，うつ病などの気分障害，強迫症，社交不安症，パニック症，心的外傷後ストレス障害，神経性過食症に対して診療報酬化されている．CBTで用いられる技法は，どのような精神疾患に対しても，BCISの自己内省性を高めることを目標の1つとしている．

サイコーシスに対する認知行動療法（Cognitive Behavioral Therapy for psychosis；CBTp）は，英国NICEガイドラインで家族介入などとともに有効な介入法として推奨されているが，病識改善に関しても有効であることがいくつかのRCTによって明らかにされている[2]．CBTpの発展の経緯や治療効果のエビデンスについては菊池[7]が詳しく解説しているので参照してほしい．以下ではノーマライゼーションとフォーミュレーションを中心に，CBTpの精神療法としての要素を説明する．

1）ノーマライゼーション

ノーマライゼーションとは，幻覚や妄想のような体験が一般人口でも体験され得ることを，実例を挙げて説明し，当事者が特殊で異常な体験をしているわけではないという心理教育を行うことである．CBTpではノーマライゼーションを重視しており，これが病識の不十分な患者と信頼関係を結ぶコツになる．従来の医学的心理教育とは異なり，症状と健常者の心理的体験との連続性を強調する立場を取ることになるので，一部の医療スタッフには抵抗が生ずるかもしれないが，ノーマライゼーションが適切に行われると，患者の孤独感，罪悪感，セルフスティグマが低減し，治療意欲も向上すると考えられている．

2）フォーミュレーション

フォーミュレーションとは，自らの問題，困難，苦痛の成り立ちを素因ストレスモデルに基づいてまとめ，客観視を促す作業であるとともに，CBTの治療方針を立てるための，いわば「地図」作成に該当する．患者の情報処理能力は症状のために低減していることが多いので，問題を外在化し，治療者が一緒に整理することは重要である．図1のようなフォーミュレーションを患者と一緒に行うが，このプロセスの中で患者の内省力が向上し，病識が変化することもあり得る．フォーミュレーションは精神症状に関してだけ行うわけではなく，「集中力が続かない」，「人間関係で悩んでいる」などという主訴に基づいて展開すれば良い[7]．このフォーミュレーションに沿って，認知修正，対処方略増強，行動実験など，その患者の問題解決に必要と考えられるCBT的な技法が用いられる．つまり，CBTpでは病識を直接扱うのではなく，症状を含む日常生活の困りごとを解決するために認知・行動・感情を患者と一緒に検討する中で自己内省力が高まることを期待しており，フォーミュレーションはそのための技法の1つにもなり得る．

3）CBTpネットワーク

筆者らはCBTpの日本における普及と臨床研究のために，精神科医と臨床心理士による「CBTpネットワーク」を2011年に創設した．当ネットワークでは症例集を出版しているので，介入の詳

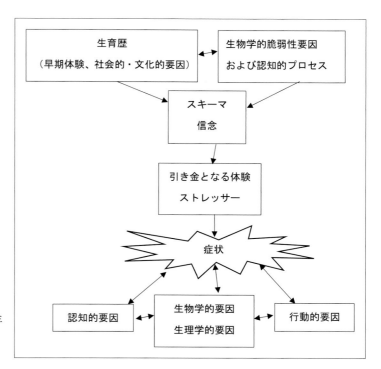

図 1.
フォーミュレーションの例
(Peters E によるワークショップ　2014 年
11 月 20 日@東京大学の資料より)

細や個別症例の変化についてはそれを参照してほ
しい[8]．現在は国立研究開発法人日本医療研究開
発機構（AMED）の「各精神障害に共通する認知行
動療法のアセスメント，基盤スキル，多職種連携
のマニュアル開発」に参加し，CBTp マニュアル
の作成に着手している．今後はこのマニュアルを
もとに，さらに CBTp が日本で普及することを期
待している．

2．メタ認知を扱う認知行動療法

本稿の最後に，患者のメタ認知に働きかけるこ
とによって精神症状と病識を改善させようとする
試みについて紹介する．メタ認知とは「思考に関
する思考」とも呼ばれ，自らの認知をモニターし
たりコントロールしたりする能力を指し，メタ認
知的知識，メタ認知的体験，目標（課題），活動（方
略）の 4 つのコンポーネントがあると考えられて
いる[9]．例えば，「私は焦ると周囲が見えなくな
る」という自己認識は，人間（私）に関するメタ認
知的知識だといえる．

1）メタ認知トレーニング

CBTp が病識改善を促す効果的な方法だとして
も，個別精神療法を希望しない患者や，認知能力
低下のために集中して対話することが難しい患者
も多い．そこでドイツ・ハンブルク大学の Moritz

らは，CBTp を背景理論にしつつ，メタ認知的知
識とメタ認知的体験を重視した集団精神療法であ
るメタ認知トレーニング Metacognitive Training
（以下，MCT）を開発した[10]．MCT は日本語版も
作成され[11]，RCT によって統合失調症の陽性症状
などに対する有効性が確認されている[12]．

MCT では，精神症状，特に妄想を持続，強化
する認知的偏向（＝認知バイアス）に関するメタ認
知的知識を，患者がセッション中のメタ認知的体
験を経て獲得することが目指される．例えば，妄
想に関連する認知バイアスには，少ない証拠で拙
速に結論を導いてしまう「結論への飛躍バイア
ス」，自分にとってネガティブな出来事は他者の
せいで生じると考える「帰属バイアス」や「自己奉
仕バイアス」などがある．精神疾患や精神症状と
いう概念や言葉を使わないので，病識が不十分な
患者でも抵抗なく参加できる利点がある．筆者ら
は多職種の会員で構成される「MCT-J ネットワー
ク」を運営しているので，詳細についてはホーム
ページ〔http://mct-j.jpn.org〕を参照してほしい．

MCT は最新のメタ分析でも病識改善への効果
が認められている[13]．CBTp と同様に，病識を直
接扱うわけではないが，上記のような誰にでも生
じ得る認知バイアス（つまり，「自分にもあてはま

る」）についての知識を学習し，認知バイアスをモニターしてトラブルを避けるようコントロールすることが，結果として自己内省を深めて病識を改善させると考えられる．

2）その他の技法

病識改善に関するメタ認知の重要さについてはDavidも言及している[14]．また，MCT以外にも統合失調症やサイコーシスのメタ認知に注目して病識を改善させる可能性のある精神療法がいくつか紹介されており[15]，その中には全般性不安症を対象に発展したWellsらが開発したメタ認知療法や，LysakerらによるMetacognitive Reflection and Insight Therapy（MERIT）が含まれる．

Wellsによるメタ認知療法では，従来のCBTのように自動思考やスキーマに注目するのではなく，心配，反芻，思考抑制などの思考プロセスと，それを持続させてしまうメタ認知的要因，つまりメタ認知的知識と活動（方略）の両方に病理が内在すると考える．彼はメタ認知を含む自己調節実行機能（S-REF）というモデルと，注意認知症候群（CAS）という病理概念を提唱し，症状の根本的原因である「自己注目」の陥穽から逃れるための方法であるデタッチト・マインドフルネスを精神療法の中心に据えている[16]．

MERITは，症状軽減や問題解決をはかる具体的な方法というよりも，サイコーシスに対するリカバリー志向の包括的支援法として定義される．患者の自己体験（self-experience）を重視し，①メタ認知能力を高め，②向上したメタ認知能力によって，統合された自己と他者の感覚にアクセスし，③統合された自己と他者の感覚によって，リカバリーが自分にとってどのような個人的意味（meaning）を持つかを明確に理解し，④この個人的意味によって，充実したリカバリーに向かうことを目指すとされている．病識改善にも有効だと考えられている[15]．

文 献

1) 野間俊一：病識．加藤敏ほか（編），現代精神医学事典，pp.888-889，弘文堂，2016．
2) McCormack M, et al：Lack of Insight in Psychosis：Theoretical Concepts and Clinical Aspects. *Behav Cogn Psychother*, **42**：327-338, 2014.
3) Allen A, et al：Obsessive-compulsive spectrum disorders. *Dialogues Clin Neurosci*, **5**：259-271, 2003.
4) David AS, et al：The assessment of insight in psychosis. *Br J Psychiatry*, **161**：599-602, 1992.
5) Beck AT, et al：A new instrument for measuring insight：The Beck Cognitive Insight Scale. *Schizophr Res*, **68**：319-329, 2004.
6) Uchida T, et al：Psychometric properties of the Japanese version of the Beck Cognitive Insight Scale：Relation of cognitive insight to clinical insight. *Psychiatry Clin Neurosci*, **63**：291-297, 2009.
7) 菊池安希子：サイコーシスの認知行動療法の動向．精神医学，**63**：387-393，2021．
   Summary CBTpに関して，日本語で読める，本格的だがわかりやすい論文．入門用として最適．
8) 石垣琢麿ほか（編著）：事例で学ぶ統合失調症のための認知行動療法，金剛出版，2019．
   Summary 日本で初めてのCBTpによる事例集．外来や病棟のように，臨床の場面ごとでまとめられている．
9) Moritz S, et al：Metacognition-What did James H. Flavell really say and the implications for the conceptualization and design of metacognitive interventions. *Schizophr Res*, **201**：20-26, 2018.
10) Moritz S, et al：Metacognitive training in schizophrenia：from basic research to knowledge translation and intervention. *Curr Opin Psychiatry*, **20**, 619-625, 2007.
11) 石垣琢麿：メタ認知トレーニング（Metacognitive Training；MCT）日本語版の開発．精神医学，**54**：939-947，2012．
12) Ishikawa R, et al：The Efficacy of extended metacognitive training for psychosis：a randomized controlled trial. *Schizophr Res*, **215**：399-407, 2020.
13) Lopez-Morinigo JD, et al：Can metacognitive interventions improve insight in schizophrenia spectrum disorders? A systematic review and meta-analysis. *Psychol Med*, **50**：2289-2301,

2020.

14) David AS：Insight and psychosis：the next 30 years. *Br J Psychiatry*, **217**：521-523, 2020.

15) Lysaker PH, et al：Metacognitive approaches to the treatment of psychosis：a comparison of four approaches. *Psychol Res Behav Manag*, **11**：341-351, 2018.

Summary　Psychosis に対してメタ認知を扱う4つの精神療法を解説. 現在の潮流を理解できる.

16) Wells A：Metacognitive Therapy for Anxiety and Depression. Guilford Press, 2011.
熊野宏昭ほか(監訳)：メタ認知療法—うつと不安の新しいケースフォーミュレーション. 日本評論社, 2012.

MB Med Reha **No.265**：32-41, 2021

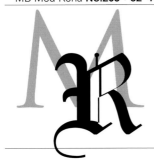

特集／病識低下に対するリハビリテーションアプローチ

身体失認に対する理学療法

浅沼 満*

Abstract 身体失認は自己の身体の所有感が失われるという身体に対する認知障害である．理学療法の対象となるのは脳卒中による半側身体失認が多く，麻痺側に対する無関心や忘却を呈するものである．これまでのところ身体失認に対するエビデンスのある理学療法は存在せず，半側空間無視に対するカロリック刺激，視覚走査（視運動刺激），プリズム順応課題，経皮的電気刺激などを応用した介入や，日常生活動作の向上を目的とした機能的アプローチなどが行われているが，その効果については一定の見解は得られていない．近年，身体失認の病態を自己意識の生成プロセスの障害として捉えて，身体所有感と運動主体感を再形成させていく介入方法が提案されている．本稿では身体失認の病態の発生メカニズムに加えて，半側身体失認の分類，責任病巣，理学療法での評価と具体的な介入例について説明する．

Key words 身体失認(asomatognosia)，半側身体失認(hemiasomatognosia)，病態失認(anosognosia)，理学療法(physical therapy)

身体失認とは

1．身体失認とは

自身の身体が自分のものであるという自己の身体の所有感（所属感，帰属感，ownship）が障害されるのが身体失認(asomatognosia)であり[1]，自己の身体に対する認知障害である[2]．身体失認は身体の両側性に出現する両側身体失認(bilateral asomatognosia)と半側性に出現する半側身体失認(hemiasomatognosia)に大別される[3]．

両側性の失認は主に左半球損傷によって出現し，身体に対する概念が欠損する．これには，両側性の身体部位失認(autotopagnosia)，ゲルストマン症候群(Gerstmann syndrome)，疼痛象徴不能(asymbolia for pain)がある．身体部位失認は，口頭指示に応じて，自分の身体部位を指し示すことができない症状を現す特徴を持っている．ゲルストマン症候群は，手指失認，左右識別障害，失書，失算の4症状からなるが，このうち手指失認が身体失認の一つと考えられている．疼痛象徴不能は，感覚障害はないにもかかわらず，疼痛刺激に対する防御や回避反応が欠如する症状である．

半側性の身体失認は，通常脳卒中による片麻痺とともに出現することが多く，主に麻痺側の身体（特に麻痺側上肢）の所有感が喪失する症状をきたす．麻痺側身体がまるで存在しないかのような動作や行為の異常を生じることがあるため理学療法の対象となる．例えば，寝返りや起き上がり時に麻痺側上肢を置き去りにして無理やりに動作を行ったり，日常生活動作で麻痺側上肢が参加しないまま行為を行おうとして失敗することが多くみられる（**図1-a**）．患者に対し口頭指示により麻痺肢の参加を促したり（**図1-b**），徒手的な動作誘導により麻痺肢に反応を促したりすることができる

* Mitsuru ASANUMA，〒243-0121 神奈川県厚木市七沢516 神奈川リハビリテーション病院理学療法科/リハビリテーション工学研究室（兼務）

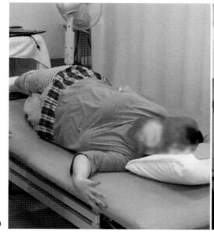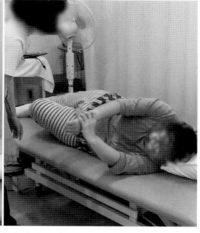

a | b

図 1. 右半側身体失認患者の寝返り

症例は，左被殻出血（MRI 所見にて右頭頂葉の陳旧性梗塞あり）により重度
右片麻痺とウェルニッケ失語，右半側身体失認（Bisiach らの評価[23]で scale
2）を呈している．寝返り動作にて右上肢が動作に参加せずに後方へ取り残
される（a）．理学療法士が，右手を運動方向へ持ってくるように口頭指示を
与えると動作を修正することができる（b）．

ことから，リハビリテーションの分野では，身体
失認は完全な身体の認知の障害というよりも身体
の無視症候群（neglect syndrome）として分類さ
れることもある[4]．身体失認に類縁する症状には，
自己の病態に対する認識ができずに言葉で否認し
たり，運動麻痺を無視したりする病態失認（anos-
ognosia）や，片麻痺に気づいていても深刻味がな
く無関心となる病態無関知（anosodiaphoria）があ
るが，本稿では，この病態失認や病態無関知も半
側身体失認に含めて論ずる．

2．半側身体失認の分類

半側身体失認は，主に右半球損傷によって出現
し，左半身の身体知覚が喪失される症候である．
両側性の失認が身体の概念的な欠損であるのに対
して，片側身体失認は，麻痺側の身体が自分のも
のとは思えないという所有感の喪失を基本とする
感覚的な認知障害である[2]．Fredericks[5]は，半側
身体失認を，麻痺肢の身体所有感を言語性に否定
する「意識される半側身体失認（conscious hemia-
somatognosia）」と，動作や行為で麻痺肢が存在し
ないかのように振る舞う「意識されない半側身体
失認（unconscious hemiasomatognosia）」に分類し
ている．

1）意識される半側身体失認

「意識される半側身体失認」は，患者自身の言葉
で，身体に関する所属感の喪失，変形感，重量変
化感，異物感，位置変化感，幻肢など多彩な感覚
的な異常を訴えることができる症状であり，片麻
痺者が麻痺手に対し，「この手は私の手のように
感じられない」，「まるで石のようだ」という身体
の喪失感や変容感を訴えたりする．多くは急性期
から亜急性期にみられ，その後軽快するが，時に
慢性化する場合もある[6]．問いかけに対して麻痺
側身体部位を他の誰かの身体の一部であるといっ
た作話的な表現をするものが身体パラフレニアで
あり，麻痺した上肢について「自分のものではな
い」といった非所属感（nonbelonging）だけでな
く，「先生の手」などと述べる他人帰属化（hetero-
syncisis）や，麻痺手を自分の子どもやペットのよ
うにみなし呼びかけたりする麻痺肢の擬人化
（personification），麻痺肢に嫌悪感を持ち，噛ん
だり乱暴に扱ったり切断を望むような片麻痺増悪
（misoplegia）などがある．このような言語による
表出そのものはリハビリテーションにおいてそれ
ほど支障をきたすことは少ないと考えられている
が，片麻痺を呈しているにもかかわらず，存在し
ないかのように振る舞う行動面の異常がある場合

には対応が必要となる[7].

2）意識されない半側身体失認

「意識されない半側身体失認」は，片麻痺の無認知，無関心，半身の忘却，不使用が特徴的な症状[2]であり，理学療法の臨床でよく観察されるのはこの半側身体失認である．これには，病態失認や病態無関心が含まれている．

概念的に古い病態失認には，皮質盲や皮質聾に対して否認する Anton 型，ウェルニッケ失語に対する無認知，健忘症状によるものがあるが，多くは左片麻痺の存在を認めることができない Babinski 型である[8].病態失認の存在は患者への質問により明らかになることが多い．病態失認から回復していく際に，片側の麻痺自体は否認しないものの，麻痺側の身体に対して無関心な態度となる病態無関知（anosodiaphoria）へと移行していく．

理学療法で観察されるのは，自身の左片麻痺の認識は可能だが，動作における麻痺肢に対する無関心や忘却，不使用を呈する半側身体失認患者が多い．患者は言葉では手足が動かないことは認めているが，一人で起居動作や歩行などの移動動作をできると認識しており，寝返り時に麻痺側上肢が取り残されたまま寝返ることで麻痺側肩関節に疼痛を生じたり，車椅子から急に起立して歩き出そうとして転倒するなどの問題が起きることがあるためリスク管理が重要となる．

身体失認の責任病巣

身体失認は従来から右半球損傷による左片麻痺患者が多く，その責任部位は，下頭頂小葉[9]，前運動野，運動前野と頭頂葉のネットワーク[10]が重視されている．近年では，身体所有感や運動主体感に関与する島皮質（特に後部島皮質）の損傷が関係しているとも報告されている[11][12].Antoniello ら[9]は，発症36時間以内の右 MCA 梗塞患者（左片麻痺と左半側空間無視を持つ）を前向きに調査し，61%（22名/36名中）に身体失認が出現し，右下頭頂小葉の特に縁上回（白質にまで及ぶ）に病巣が多くみられたと報告している．また，発症率は発症

1週間後には15%に回復したとも報告している．Committeri ら[13]は，右脳卒中患者急性期以降に残存する麻痺肢の無関心は，右下頭頂小葉，視床VPL 核の損傷によって出現すると報告しているが，視床 VPL を含む場合は，感覚障害を合併した身体失認であると考えられる．Pia ら[14]は文献のメタ解析を行い，前頭葉と頭頂葉に同時に損傷を受けた複合病巣では病態失認の発症率が高いことを示した．

半側身体失認の責任病巣は右半球損傷の報告が多いが，Hartman-Maeir ら[15]の大脳半球の損傷に左右差はないという報告もあり，左半球損傷では失語症により問診による評価が正しく行えていないことが影響している可能性も示唆されている．

身体失認と病態失認の病態（発生メカニズム）

我々の自己意識は，例えば手を使って物体を操作する際，その手が自分のものであるという身体所有感と，操作しているのは自分であり，操作した結果は自分が行ったものだという運動の主体感の2つの要素によって生じる．このような身体所有感を喪失する障害が身体失認といえる．

1．身体所有感の生成

身体所有感覚がどのようにして生起するかは，Botvinick ら[16]によるラバーハンド錯覚（rubber hand illusion'）と呼ばれる現象の発見により多くの知見が得られている．ラバーハンド錯覚とは，机上で自分の手を視覚的に隠し，代わりに眼前にはゴム製の手（ラバーハンド）を置き，隠された自分の手とラバーハンドを検者が同時に繰り返し触ることにより，次第にゴム製の手が自分の手であるかのような感覚（身体所有感）が生じるというものである．この錯覚には頭頂葉や運動前野が活動するといわれている[17].見ているラバーハンドに錯覚（身体の所有感）を生じさせるには，視覚情報と自分の手の触覚情報を時間的および空間的に同期することが大切となる．通常はタイミングがずれるとラバーハンドに所有感は生起されないが，身体失認患者は視覚と体性感覚情報が同期しなく

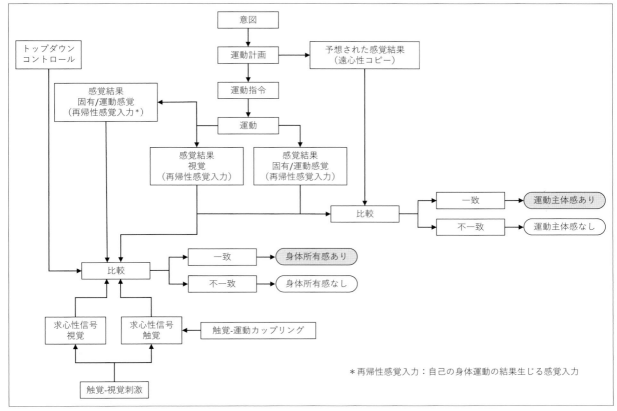

図 2. 身体所有感と運動主体感を生成するための遠心路と求心路のフローチャート

（文献 20 より筆者改変）

ても錯覚を生じるという[18)19)]．つまり，視覚と触覚の感覚フィードバック情報の統合機能が低下しているために，自分の手が他人の手のように感じられるような身体所有感の喪失などが生じていると考えられる．

2．運動主体感の生成

自己意識のもう 1 つの要素である運動主体感の生成には，「予測と感覚フィードバック情報の一致」が必要と考えられている．我々の能動的な運動は，運動の意図により運動計画や運動指令が作られるとともに，その運動指令に基づいて，運動指令のコピー（遠心性コピー）も作られる．その運動指令のコピー情報から運動の結果として生じる身体や環境の変化からの感覚フィードバック情報の予測が生成される．この予測と体性感覚や視覚のフィードバック情報が比較照合され，それらが一致すると，身体の所有感と自分が運動したという運動主体感の双方が生成される．一方，予測と感覚フィードバック情報に不一致が生じた場合に

は運動主体感は喪失し，健常者であればそれは他者による運動と認識され，片麻痺者であれば自身の運動の障害を認識し，それを学習していくはずである．Mangalam ら[20)]は，このような身体所有感と運動主体感の生成過程についてフローチャート（図 2）で示している．

3．身体失認と病態失認の病態（発生メカニズム）

身体失認や病態失認の患者は運動意図自体が破綻しているため，予測と結果の比較照合による不一致も生じず，結果として自身の運動障害が認識されず片麻痺の存在自体を認知できないという報告[21)]がある．これに対して，Fotopoulou ら[22)]のラバーハンド錯覚実験では，病態失認者に錯覚を生じさせたラバーハンドを動かすように指示し，患者が動かそうと意図すると，ラバーハンドが動いていないことを視覚的に確認していても「動いた」と反応したという結果から，病態失認では先行する運動計画に基づいた予測情報の優位性が病的に

強調されていると考察している．近年では，身体失認と病態失認の患者は，運動の意図は残存しているが，実際の運動と予測との比較照合装置の機能不全が生じていると考えられている．

　以上より身体失認患者と病態失認患者は，動かそうとする意図を持って運動指令とその遠心性コピーを形成するが，目の前の麻痺手からは，体性感覚と視覚のフィードバック情報が脳へ回帰しないために運動障害を自覚できないか，もしくは，遠心性コピーの予測との比較照合ができないため，脳内で遠心性コピーの運動の意識だけが生じて，運動を行ったと誤認していると考えられる．このような誤認を生じている状況により，麻痺肢の運動障害は自覚されないまま，麻痺肢を無視したような運動や行為が継続されていると考えられる．

身体失認に対する評価

　身体失認に対する評価の多くは，問診や質問紙を用いたものであり一定程度の言語理解を有する患者に対して行う．理学療法場面では身体失認の評価を直接的に行うことは少なく，運動や日常生活動作での患者の振る舞い，例えば，麻痺肢が動作に合目的的に参加しているかどうかといった動作や行為を観察しながら全体的な障害像を捉えていくことになる．

　半側身体失認の評価には，Bisiach ら[23]が考案した評価法（**表 1-a**）がある．患者に「この手で，反対側の手に触れてください」という口頭指示を行い，その反応を 4 つのスコアで示すものである．この評価は，麻痺側上肢に限定した身体部位の評価であることや，「反対側の手」といった言語指示に麻痺側上肢の存在を示してしまっていること，患者の言語的な表現を評価していないとの指摘があるものの，特別な道具を必要とせず理学療法場面でも利用しやすいと思われる．Bisiach らの評価を耳，肩，肘，手首，腰，膝の 6 つの身体部位に変更したものを Fortis ら[24]が開発している．

　病態失認は問診によってその存在が判明するこ

とが多く，評価には質問表を用いる．患者は，質問に対し麻痺を否定する返答をしたり，別な理由をつけて麻痺を否認したり，実際には動いていないにもかかわらず動いていると返答する場合がある．病態失認の問診による評価法には Feinberg ら[25]の質問表（**表 1-b**）がある．

　日常生活の行動観察の評価は，もともと左側半側空間無視の評価として開発された Catherine Bergego Scale（CBS）日本語版（**表 1-c**）[26]が病態失認としても利用可能である．CBS 日本語版は 10 項目の実際の日常生活上の行動について，検査者の観察だけでなく患者の自己評価も行う．検査者と患者の合計点の差が患者の病態の認識（病態失認）の得点となる．

身体失認に対する理学療法

1．日常生活動作獲得に向けた機能的アプローチ

　身体失認に特化した理学療法は確立されておらず[27]，半側身体失認や病態失認患者に対し，半側空間失認に対する治療を応用し，病巣側外耳道への冷水によるカロリック刺激[28]，追視による無視側への視覚走査（視運動刺激），視野を偏移させるプリズム順応課題，後頚部筋への経皮的電気刺激を行うことにより病態失認の改善効果を得た報告[29]もみられるが，その効果は一時的[28][29]であり標準的な介入方法とはなっていないのが現状である．

　理学療法は運動障害を対象としているため，身体失認という認知障害そのものを診断したり直接的に介入することは少なく，より具体的な起居動作や歩行，日常動作の問題を解決することが求められる．身体失認者の日常生活能力の向上を目的として，動作を細分化し，段階的に繰り返し練習する機能的アプローチの試みは散見される[30][31]．このアプローチでは，例えば，身体失認患者の車椅子移乗動作の自立に向けて，左右のブレーキ操作，麻痺側下肢を床におろす，フットサポートを上げるというように細分化して練習を行う．これ

表 1. 左片麻痺者に対する身体失認と病態失認の評価スケール

a）Bisiach ら[23]の評価スケール
1. 患者を仰臥位にして，左上肢を体側に置く
2. 検者は患者の右手を指し示して，「この手で，反対側の手に触れてください」と指示する
〈評価スコア〉
Score 0　左手に正確に到達する
Score 1　左手に到達するが，躊躇や探索がみられる
Score 2　左手に到達する前に，探索を中断する
Score 3　左手に向かう動きがみられない

b）Feinberg ら[25]の病態失認評価法
1. どこか力の弱いところはありますか？
2. 腕が原因で何か困っていませんか？
3. （腕が）正常だと感じますか？
4. （腕は）前と同じように使うことができますか？
5. 腕が使えなくなることに不安なことはありませんか？
6. あなたの腕の感覚は正常ですか？
7. あなたの主治医は腕に麻痺があると言っています，そう思いますか？
8. （左空間で左手を持ち上げてから落として）力が入らないようですが，そう思いますか？
9. （右空間で左手を持ち上げてから落として）力が入らないようですが，そう思いますか？
10. 右手を使って左手を持ち上げてください．左手に力が入らないと思いますか？
〈採点方法〉
各質問に対する回答を3段階で評定して合計点を出す．
0点　　：障害に気づいている
0.5点：障害の一部に気づいている
1点　　：障害に全く気づかない or 否定する

c）大島ら[26]の the Catherine Bergego Scale（CBS）日本語版＊括弧は筆者の注釈
1. 左側の整容を忘れる（整髪または髭剃りのとき，左側を忘れる）．
2. 左側の着衣困難（左側の袖を通したり，上履きの左を履くときに困難さを感じる）．
3. 左側にある料理を食べ忘れる（皿の左側の食べ物を食べ忘れる）．
4. 左側の歯を磨き忘れる（食事の後，口の左側を拭くのを忘れる）．
5. 左側への注視困難（左を向くのに困難さを感じる）．
6. 左上下肢への認識が困難．（例：左腕を肘掛けに載せ忘れる．左足をフットサポートに置き忘れる．左上肢を使わない．）
7. 左側への聴性注意が困難（左側からの音や話しかけに注意することが困難である）．
8. 移動時の左側への衝突（左側にいる人や物にぶつかる）．（歩行・車椅子駆動時）
9. 左側空間見当識が困難（よく行く場所や訓練室で左に曲がるのが困難である）．
10. 左側の身の回りのものを探せない（部屋や風呂場で左側にある所有物を見つけるのが困難）．
〈採点方法〉
「観察」の評価点から「自己評価」の評価点を引いた点数を病態失認得点とする．
0：無視なし
1：軽度の無視（時々あり）
2：中等度の無視（明らかにあり）
3：重度の無視（左側をまったく探求できない）

らの細分化した行動を促すために，声掛けのような「言語刺激」，目印などで注意を促す「視覚刺激」，行動を自ら言語化する「自己教示」といった手がかり刺激を与える．手がかり刺激は各行動の獲得状況に応じて段階的に除去することにより，最終的に患者が一人で一連の移乗動作を行うことできるようになるという．これら身体失認患者の車椅子移乗動作獲得には，試行錯誤による動作学習ではなく，患者の行うべきことを明確にして一連の手順を誤りなく行う errorless の学習が効果的であると考察されている．我々は，日常生活ではベッドで休みたい，水を飲みたいといったことを意図することはあっても，その動作の途中に含まれる要素的な運動は意図することなく無自覚で行われるものである．動作の過程の要素のすべてに意識を向けさせて行う介入は，患者のストレス

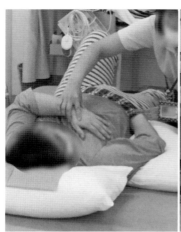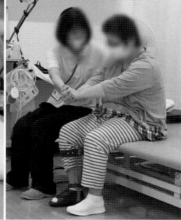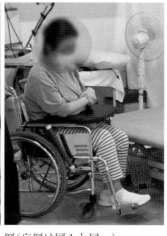

a|b

図 3. 右半側身体失認患者の身体所有感を再形成させる介入例（症例は図1と同一）
仰臥位では枕を使い麻痺肢を安定させ，患者の手を誘導しながら麻痺側身体部位を見ながら一緒に触っていく．端座位では理学療法士が姿勢を安定させながら患者の目の前で両手を一緒に動かしていく（a）．車椅子にテーブルを設置し麻痺手が視野に入りやすい環境設定を行い，日常生活でも麻痺手を触って動かすよう指導する（b）．

となることもあるため，理学療法士は患者とのかかわりの中で本人のやる気や，できた際の喜びといった情動を活性化させることに配慮が大切になると思われる．

2. 身体所有感と運動主体感の再形成に向けた理学療法

理学療法では身体失認を認知障害として身体機能と区別して捉えるのではなく，身体失認を身体の所有感と運動主体感の生成プロセスの障害として捉えて，患者の身体所有感と運動主体感を再形成させていくことが有用と考えられる．身体所有感の生成には，視覚情報と触覚情報の時間空間的な同期が大切となり，早期から麻痺肢を積極的に動かし動作に参加させ，動作の中で麻痺肢を見ながら動かすことが理学療法の基本となると考えられる（図3-a）．訓練場面以外でも車椅子にテーブルを設置することにより常に麻痺側上肢が視野に入るような環境設定を行い，非麻痺側手で麻痺側の手を常に触るよう指導することも大切である（図3-b）．自分の手に対する他者からの受動的な触覚刺激だけでなく，自分で能動的に触覚刺激を与えても，ラバーハンドに身体所有感が惹起されることも報告されている[32]．

身体所有感はあくまでも視覚と触覚の感覚フィードバック情報という感覚レベルの統合であり運動の要素は少ない[26]．運動主体感の形成に

は，運動の意図に基づく運動計画と運動指令，運動指令の遠心性コピーによる運動の結果の予測，そして実際の運動の結果として得られる視覚と体性感覚からのフィードバック情報が必要となる．理学療法では麻痺肢を積極的に動作に参加させながら感覚フィードバック情報の量を増やすことが有用と考える．実際の介入では，立位歩行は高度なバランスを要し患者に麻痺側上肢への意識を向かせにくいため，治療は転倒の危険がない安定した座位や起居動作で行っていく．日常生活とは反対方向の麻痺側への寝返りや起き上がり練習は，麻痺側身体へ体重負荷や床面との接触から生じる触圧覚の変化に伴う体性感覚フィードバック情報を増やした状況で，麻痺側身体の変化を探索させながら麻痺肢の知覚を促していく（図4-a）．この際，体重負荷により麻痺側肩関節に疼痛を生じないように，上肢を外転外旋位に位置させるといった配慮を行うことが必要である．座位では，バランス練習とともに麻痺側上肢を見ながら動かしていくことや両手動作での活動を行っていく（図4-b）．麻痺側上肢を動かす際は，鏡を使い患者に動きを見せながら視覚フィードバック情報を増やすことも有用であるが，動かせるほうの手で麻痺した身体をモノのように動かすと，麻痺肢が動いているという能動的な感覚フィードバック情報を得られにくいため理学療法士による徒手的な動きの

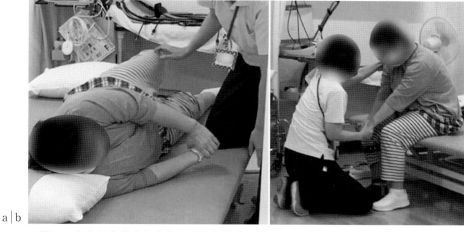

a | b

図 4. 右半側身体失認患者の運動主体感を再形成するための動作介入例（症例は図 1 と同一）

日常生活では経験が少ない麻痺側方向への寝返り練習を通して麻痺側半身からの体性感覚フィードバック情報を増やす(a). 端座位でのバランス練習の中で，麻痺手を見ながら上肢のリーチ動作を繰り返し誘導していく(b).

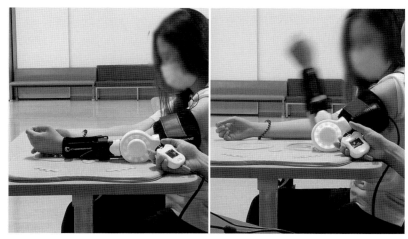

図 5. 上肢練習支援ロボット例
Hybrid Assistive Limb®（HAL®）単関節タイプ

誘導がより重要となると考えられる.

最近，ロボティクスの開発と実用化が進み，脳卒中治療ガイドライン[33]でも片麻痺上肢の運動療法としてロボットの使用が推奨され，上肢のアシストロボットによる肩や肘の運動機能の改善効果も報告[34]されている. 麻痺側上肢にアシストロボットを使用することで，たとえ弱い筋活動であっても患者が意図したタイミングで関節運動を引き起こすことができるため，遠心性コピーに基づく運動の結果予測と同等の感覚フィードバック情報を得ることにより運動主体感を患者に生起させることができるものと期待される（**図 5**）.

おわりに

これまでのところ身体失認患者に対するエビデンスのある理学療法は確立していないが，神経科学の進歩やリハビリテーション支援ロボットなどの科学技術の発展により，身体所有感や運動主体感を生み出す実験的な試みから，臨床での実用的な介入方法の開発が期待される. また，身体失認患者の病態メカニズムを理解することにより，既存の介入方法に新たな解釈を加えることで改良し新たな介入方法を生み出していくことも可能と考えている. 一方で，今後新たな介入課題が創案さ

れたとしても，無自覚に行われる日常の行為や動作へと治療効果を般化させるためには，患者自身が能動的に動くことで環境に働きかけ，環境を探索する中から自己の身体に気づき，そのことがまた自身の動きを変えていくという循環を促していくことが大切であると考えている．

文　献

1) Feinberg TE, at el：The neuroanatomy of aso-matognosia and somatoparaphrenia. *J Neurol Neurosurg Psychiatry*, **81**：276-281, 2010.
2) 森岡　周：第6章 身体・病態失認のニューロリハビリテーション．高次脳機能の神経科学とニューロリハビリテーション，pp. 283-318，共同医書出版，2020.
   Summary 身体失認だけでなく高次脳機能障害に対するリハビリテーションについて，多くの神経科学研究を基にした臨床的知見がまとめられ大変参考になる書籍である．
3) 峰松一夫：身体失認．認知神経科学，**1**(2)：115-118，1999.
4) 石川卓志ほか：脳損傷における高次脳機能の評価とリハビリテーション　半側空間無視と身体失認―急性期での問題を中心に―．リハ医学，**32**(5)：283-286，1995.
5) Fredericks JAM：Disorder of the body schema. Vinken PJ,(eds), Handbook of clinical Neuropsychology, vol 4；pp. 207-240, Elsevier Science Publications, 1969.
6) 能登真一ほか：長期に持続した身体パラフレニア(somatoparaphrenia)の2症例．神経心理学，**44**(3)：188-196，1988.
7) 石合純夫：脳血管障害(右半球損傷)―半側空間無視と関連症状―，*Jpn Rehabili Med*, **53**：266-272，2016.
8) Babinski MJ：Contribution a l'etude des troubles mentaux dans l'"himiplegie organique cerebrale (ansognosia). *Rev Neurol*, **22**：845-848, 1914.
9) Antoniello D, et al：Limb misdentificaiton：Clinical-anatomical prospective study. *J Neuropsychiatry Clin Neurosci*, **29**：284-288, 2017.
10) Fossataro C, et al：Bodlily ownership modulation in defensive responses：physiological evidence in brain-damaged patients with pathological embodiment of other's body parts. *Sci Res*, **6**：27737, 2016.
11) Berti A, et al：Shared cortical anatomy for motor awareness and motor control. *Science*, **309**：488-491, 2005.
12) Karnath HO, et al：Awareness of the functioning of one's own limbs mediated by the insular cortex? *J Neurosci*, **25**：7134-7138, 2005.
13) Committeri G, et al：Neural bases of personal and extrapersonal neglect in humans. *Brain*, **130**：431-441, 2007.
14) Pia L, et al：The anatomy of anosognosia for hemiplegia：a meta-analysis. *Cortex*, **40**：367-377, 2004.
15) Hertman-Maeir A, et al：Anosognosia for hemiplegia in stroke rehabilitation. *Neurorehabili Neural Repair*, **15**：213-222, 2001.
16) Botvinick M, et al：Rubber hands 'feel' touch that eyes see. *Nature*, **391**(6669)：756, 1998.
17) Ehesson HH, et al：That's my hand! Activity in premotor cortex reflects feeling of ownership of limb. *Science*, **305**：875-877, 2004.
18) van Stralen HE et al：The Rubber Hand Illusion in a patient with hand disownership. *Perception*, **42**：991-113, 2013.
19) Fossataro C, et al：Feeling touch on the own hand restores the capacity to visually discriminate it from someone else' hand：Pathological embodiment receding in brain-damage patients. *Cortex*, **87**：207-219, 2018.
20) Mangalam M, et al：Sense of ownership and not the sense of agency is spatially bounded within the space reachable with the unaugmented hand. *Exp Brain Res*, **237**(11)：2911-2924, 2019.
21) Heilman KM, et al：Possible mechanisms of anosognosia：a defect in self-awareness. *Philos Trans R Soc Lond B Biol Sci*, **35**：1903-1909, 1998.
22) Fotopoulou A, et al：The role of motor intention in motor awareness：an experimental study on anosognosia for hemiplegia. *Brain*, **131**：3432-3442, 2008.
23) Bisiach E, et al：Unawareness of disease following lesions of the right hemisphere：anosognosia for hemiplegia and anosognosia for hemianopia. *Neuropsychologia*, **24**：471-482, 1986.
24) Fortis P, et al：Rehabilitating patients with left

spatial neglect by prism expose during a visuo-motor activity. *Neuropsychology*, **68**(4)：681-697, 2010.

25）Feinberg TE, et al：Illusory limb movements in anosognosia for hemiplegia. *J Neurosurg Psychiatry*, **68**：511-513, 2000.

26）大島浩子ほか：半側空間無視(Neglect)を有する脳卒中患者の生活障害尺度―the Catherine-Bergego Scale(CBS)日本語版の作成とその検討―. 日看科会誌, **25**(4)：90-95, 2005.

27）Besharati S, et al：Restoring awareness：a review of rehabilitation in anosognosia for hemiplegia. *Rev Chil Neuropsicol*, **9**(1)：31-37, 2014.

28）Cappa S, et al：Remission of hemineglect and anosognosia using vestibular stimulation. *Neuropsychologia*, **25**：775-782, 1987.

29）Berti A, et al：Anosognosia for hemiplegia, neglect, dyslexia, and drawing neglect：Clinical findings and theoretical considerations. *J Int Neuropsychol Soc*, **2**：426-440, 1996.

30）尾関　誠ほか：脳卒中片麻痺患者に対する車椅子動作獲得への認知リハビリテーションの効果. 認知リハ, **14**(1)：72-77, 2009.

31）後藤貴浩：行動療法によって移乗動作が改善した高次脳機能障害例. 行動療研, **43**(2)：147-157, 2017.

32）金谷翔子ほか：手の所有感とラバーハンド錯覚. バイオメカニズム会誌, **39**(2)：69-74, 2015.

33）日本脳卒中学会　脳卒中ガイドライン委員(編)：Ⅶリハビリテーション　脳卒中治療ガイドライン2009, pp. 271-340, 協和企画, 2009.

34）Veerbeek JM, et al：Effected of Robot-Assisted Therapy for the Upper Limb After Stroke. *Neural Repair*, **31**(2)：351-360, 2017.

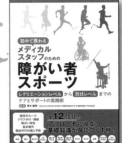

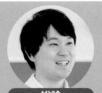

MB Med Reha **No.265**：**43-52**, 2021

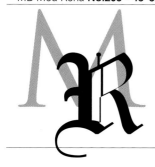

特集／病識低下に対するリハビリテーションアプローチ

病識低下を考慮した半側空間無視と身体に対する半側無視のリハビリテーション

太田久晶*

Abstract　右大脳半球損傷後に認められる半側空間無視や身体に対する半側無視は，左空間や左半身に注意や関心を向けることが困難となる現象であり，いずれも病識の低下を伴う．これらの症状は ADL 動作の自立を妨げる要因となる．そのため，各症状そのものに対する直接な治療介入では，左空間や身体の左側に注意を向けられるようなかかわりが必要となる．だだし，こうした対応を実施しても，ADL 場面への効果の般化は乏しい．そのため，ADL 能力向上のためのリハビリテーションでは，各症状に対する気付きを考慮したかかわりが必要となる．具体的な方法として，見落としを減らすために患者の右側に使用物品や設備のある環境を提供すること，患者の左側でのやり忘れを防ぐために，事前に決めた動作手順を習得してもらうこと，さらに，やり忘れに気付いてもらえるような段階的な声掛けを行うことが挙げられる．また，動作場面を撮影した動画をフィードバックとして用いることも，それぞれの症状に対する気付きを促す機会になると考える．

Key words　半側空間無視（unilateral spatial neglect），身体に対する半側無視（personal neglect），病識低下（decreased awareness of a deficit），リハビリテーション（rehabilitation），気付き（awareness）

はじめに

　脳卒中などによって右大脳半球が損傷すると，視空間認知機能や空間性注意機能の低下が起こる場合がある．その中でも病巣対側に注意を向けることが困難となる症状で，かつ，症状に対する病識（気付き：awareness）の低下を伴うものが，半側空間無視と身体に対する半側無視（personal neglect）である．これらの症状は，日常生活動作（activities of daily living；ADL）の自立を妨げる要因となるが，その背景には，各症状に対する気付きの低下が影響していると考える．そこで，本稿では各症状の定義と特徴，評価方法を述べた後に，各症状に対する「気付きの低下」を考慮した治療介入方法を紹介する．

半側空間無視

1．症状の定義と特徴

　半側空間無視（unilateral spatial neglect；USN）とは，大脳の一側の損傷によりその反対側の空間に対して注意を向けることが困難となる現象である[1]．左右の大脳半球は，外界に対して注意を配分する機能を有しているが，その機能が左右非対称であり，右手利きの場合，右大脳半球の担う注意配分が広いため，右半球損傷後に，左 USN が起こりやすい（**図1**）．

　左 USN 患者は，患者自身で空間の左側に注意を向けられないために，そこにある目標物や障害物を "見落としている" ことに気付かない．たとえ，他者の誘導によって，患者の左側で見落としていた対象物の存在に気付くことができても，一

＊ Hisaaki OTA，〒 060-8556 北海道札幌市中央区南 1 条西 17 丁目　札幌医科大学保健医療学部作業療法学科，教授

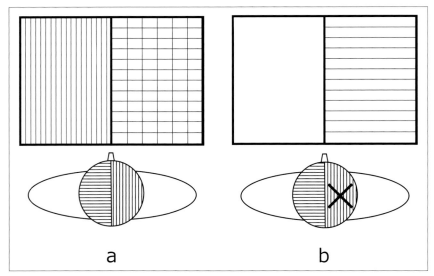

図 1．健常者と右大脳半球損傷患者の注意配分の図

この図では，健常者(a)と右大脳半球損傷者(b)の左右の大脳半球が担う空間性
注意機能とその配分空間を模式的に示している．なお，右空間に比べて，左空
間での縦線の間隔が狭いのは，相対的にこちらの側により多くの注意が配分さ
れることを表している．

 a：右手利き健常者であれば，左大脳半球は右空間にのみ注意を向ける働きを
  持つ．一方，右大脳半球の注意機能は，割合としては，左空間に向ける程度
  は高いものの，左右の空間に対して注意を向ける働きを有する．
 b：右大脳半球の持つ空間性注意機能が失われると，左大脳半球が右空間に注
  意を向けるのみとなる．

旦，視線を右へ向けてしまうと，自力でその対象
物を見つけられなくなる．

2．評価方法

1）机上検査

USN 症状の評価には，標準化された BIT 行動
性無視検査日本版[2]を用いる．この検査は，通常
検査と行動検査からなり，各検査の合計得点に対
するカットオフ点のほか，それぞれに含まれる下
位検査にもカットオフ点が設定されている．通常
検査は，紙と鉛筆を用いる課題であり，抹消課題
（線分抹消，文字抹消，星印抹消），線画の模写課
題，描画課題，線分二等分課題を含む．一方，行
動検査には，写真の内容説明，単語や文章の読み
上げ，書写，電話のプッシュボタン操作，時計に
示された時刻の読み上げ・アナログ時計の時刻合
わせ，指定されたターゲットの検出課題（3種類）
で構成されている．

BIT 行動性無視検査に限らず机上検査では，
USN 症状に対する定量的評価が可能となる．しか
し，検査用紙を用いて結果を説明しなければ，患
者は，自己の見落としについて気付くことはでき
ない．

2）行動観察評価

左 USN 症状に特化した行動観察方法の1つに，
Catherine Bergego Scale(CBS) 日本語版があ
る[3]．この評価では，観察者と患者が，それぞれ
10項目の質問に対して回答を行う（**表1, 2**）．各質
問項目では，左 USN 症状の程度に基づいて 0～3
の4段階の評定が求められる．もし，採点できな
い項目があれば，他の項目で得られた評定結果の
平均点を採用する[3]．そして，観察者の評価点の
合計から患者評価の合計を差し引いた点数が，左
USN に対する病態失認の評価結果となる．ただ
し，左 USN 症状に対する病態失認の治療介入ポ
イントを絞り込むためには，合計点の差分より
も，項目ごとの評定の差異に注目することが必要
となる．

Grattan ら[4]は，CBS を用いて，左 USN 患者と
評価者の評価結果の関係性を検討している．その
結果，総得点では，患者よりも評価者のほうで高

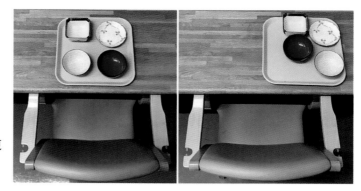

図 4.
お盆および食器の位置の変更
a：配膳時の状態.
b：患者の右側に来るように器の位置を変更
した状態

ローチは，USN 症状に対する机上訓練と同様に，訓練場面での効果が認められても，ADL 場面での左身体に対する不注意は残存することがある．よって，左 USN 症状とともに，ADL 能力向上をはかるためには，課題特異的な ADL 訓練の実施が必要となる．

3．ADL 場面への対応

右半球損傷患者の ADL 評価を実施すると，左 USN のみならず，身体の左半側無視症状も観察される場合がある．さらに，場面によっては，両者の区別が困難な状況もある．そのため，ADL 訓練では，各症状への対応ではなく，介助が必要な動作ごとに困難な工程を明らかに，そこに向けた訓練内容を検討する．

機能訓練場面で USN や身体に対する半側無視の各症状に対して気付きを促すかかわりを行っても，ADL 場面でこれらの症状が残存することは珍しくない．そのため，現在の左方探索能力で見落としなく目的の行為ができるような環境を提供することのほか，固定化された動作手順を習得してもらうことで左側の見落としを防ぐことを検討する．また，有効であればビデオフィードバックを用いて，やり忘れに対する認識を高める．

1）環境調整

食事の際，患者の正面に食器の乗ったお盆を置くと，その左側にある器の存在に気付かないかもしれない．その場合には，お盆が患者の右側に来るように位置をずらす．そして，ごはん茶碗とお椀の位置を入れ替える．さらに，お盆の中でも器を右側に寄せる（図4）．これによって，主食は食べやすくなり，他の器も見つけやすくなる．また，食べ始める前に，すべての食器に注意を向けるた

めに，患者とすべての器内の食べ物を確認する．

食事は，多くの患者にとって意欲の高い動作であるため，検査場面よりも容易に左側へ注意を向けられるかもしれない．右側の器から手を付けても，空になれば，左側の器に手を伸ばすことができるかもしれない．

もし，器内の左側にある食べ物に気付かない場合には，食べ終わったと思った段階で，器の向きを変えてもらう指示を与えて，患者自身で症状への対処方法を学んでもらう．

食事以外でも，例えば，病室のオーバーテーブルに物品を置く場合，それらをテーブルの右側に置く．また，トイレ内の設備として，トイレットペーパーホルダー，呼び出しボタン，排水のボタンなどが，患者の右側に設置されているトイレを使用してもらうなど対応を取る．

2）動作手順の習得

検査や訓練場面で，左空間や左上下肢に注意を向けることができるようになっても，起居動作や移乗動作などの際に左上下肢の誘導を忘れることや，車いすの左側にあるストッパー，フットレストの操作を忘れることがしばしば観察される．典型的な例として，起き上がり動作では，左手が背中に回ったまま，左足はベッド上に残ったままとなる（図5）．また，車いすからの移乗の際には，左側のストッパーをかけずに，左足がフットレストに乗ったままで動作を開始する（図6）．こうした動作のし忘れを指摘すると，すぐそれに気付くことができる患者もいる．しかし，その都度指摘しても，効果は一時的であることが多い．

そのため，動作の手順を固定化できるものについいては，患者の身体機能を考慮して，手順を事前

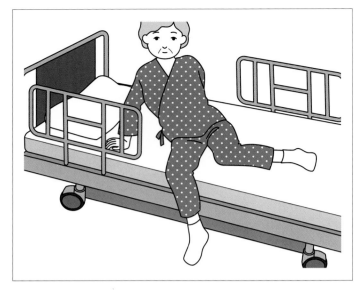

図 5.
起き上がり動作中の様子
左手は背中に回り，左足はベッドに残ったままで起き上がろうとするが，これ以上体幹を起こせない．その原因は，左足がベッドに残っていることであるが，患者はそれに気付かない．

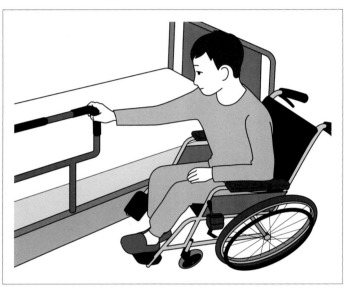

図 6.
移乗動作の直前の様子
左側のストッパーのかけ忘れと，左足の下ろし忘れが認められる．

表 6.
やり忘れを防ぐための動作手順

仰臥位から端座位へ起き上がり動作
① 仰臥位の状態で，右手で左手首を掴み，右足で左足をすくって交差させる．
② 上記の上下肢の状態で右側臥位となる．右側臥位となったら，掴んだ左手を離す．
③ 両下肢をベッドの端から垂らしながら，上体を起こして，端座位となる．

移乗動作（車いすからベッドへの移乗する直前までの動作手順）
① 左，右の順番でストッパーをかける．
② 右足，左足の順で床に下して，左，右の順番でフットレストを立てる．
③ 左足底の位置を確認する．
④ ベッドに手を付けて，または柵を掴んで移乗する．

に決める．そして，その手順に沿った動作を覚えてもらうことで，左身体の誘導忘れ，左空間での操作のし忘れを防いでもらう．**表 6** に例として，起居動作と移乗動作の動作手順を示す．

もし，着衣動作で，患者が衣服の左右を判別できないことや，左上下肢を衣服に通し忘れる場合には，衣服の左側を同定する方法と，左上下肢から着衣を始める手順を学習してもらう．まず，衣

表 7.
移乗動作場面で，やり忘れに気付いて
もらうための段階的なかかわり

患者が左側のストッパーのかけ忘れに気付けるように，①のように質問する．やり忘れに気付くまで②～⑤の順で対応する．最後に⑥として，やり忘れの確認を行う．

① 何か忘れてませんか？
② ストッパーはかかってますか？
③ （患者が右側のみを確認した場合）反対側は大丈夫ですか？
④ 左側のストッパーはかかってますか？
⑤ 気付けない，探せない場合には，徒手で誘導する．
⑥ やり忘れが何であったのかを患者と確認する．

服の左右を判別するための手がかりとして，上衣であれば模様や刺繍，襟首にある商品タグ，洗濯表示のタグ，ポケットの位置などを用いる．ズボンであれば，ウエスト部分の紐も利用できる．左右の判別ができれば，次に，左腕を通すための左側の腕ぐり，左足を通すためのズボンの左側を同定する．そして，左上下肢を先に着衣に通すことを学習してもらう．その際，患者の四肢の運動・感覚機能に基づいて実施可能な着衣方法・手順を確認し，固定化する．

ADL 動作の訓練中に，やり忘れが認められた場合，すぐにそれを指摘しない．代わりに，患者自身でやり忘れに気付いてもらえるような声掛けを段階的に行う．移乗動作などでは，安全性を考慮して，一旦，動作を止めてから，声掛けを行う（**表 7**）．着衣動作でも，誤りの内容によっては，途中で動作を止めて，段階的に具体化する声掛けを行う．その他の方法として，うまく着ることができない，自己修正が困難となった段階で，動作を止めて，その原因を一緒に患者と確認する．そして対処方法を説明した後に，再度，着衣動作を行ってもらう．

整容動作（タオルで顔を拭く，クシやブラシを使って髪を整える，化粧水をつける，電気シェーバーで髭を剃る）や，入浴関連動作（体を洗う，髪を洗う，体・頭を拭くで洗う）も順番を決めて実施してもらうことで，やり忘れを防ぐことが可能と考える．こうした動作の中で，鏡を用いて自己の動作の確認ができる患者であれば，鏡の前で動作を実施してもらう．また，髭の剃り残しの有無や整髪の状況については，触ることによって確認することも可能であるため，この確認作業を最後の工程として手順に含める．

3）ビデオフィードバック

Söderback ら[12]は，左 USN 患者にお菓子作りを訓練課題として実施してもらい，その様子をビデオに撮影している．そして，課題終了後に患者と映像を見ながら，左 USN 症状を確認し，新しい方略（左から右へ課題を遂行する）の使用を提案している．筆者らは，これを 8 日間に 4 回実施し，介入前よりも，患者がお菓子作りの場面において左空間へ注意が向けられるようになったことを明らかにしている．さらにその介入効果として，症例の中には，線分抹消試験での抹消数が増えたことや，用紙の左端から探索ができるようになったことが確認されている．

線分抹消課題以外への効果の般化は不明であるが，少なくとも，課題特異的な改善効果が得られている．このことより，起居動作や更衣動作などの ADL 場訓練の際にもこのビデオフィードバックが有効となるかもしれない．

おわりに

環境調整による動作能力の向上は，即時的に認められることが多い．しかし，動作手順の習得には，時間を要する．そのため，各患者の呈するUSN や身体に対する半側無視の特徴および，合併する他の神経心理学的症状も考慮したうえで，気付きを促しながら，根気強く練習を繰り返すことが必要である．

文 献

1) Heilman KM, et al：Neglect and related disorders. Heilman KM, et al（eds）, Clinical Neuropsychology, 3rd ed, pp. 279-336, Oxford University Press, 1993.

2) 石合純夫（BIT 日本版作製委員会代表）：BIT 行動性無視検査日本版，新興医学出版，1999.

3) 長山洋史ほか：日常生活上での半側無視評価法 Catherine Bergego Scale の信頼性，妥当性の検討．総合リハ，**39**：373-380，2011.

4) Grattan ES, et al：Examining Anosognosia of Neglect. *OTJR*, **38**：113-120, 2018.

5) Bisiach E, et al：Unilateral neglect：personal and extra-personal. *Neuropsychologia*, **24**：759-767, 1986.
   Summary USN と身体に対する半側無視の発現頻度や他の神経学的症状との関連を検討した研究.

6) Babinski J：Contribution a l'etude des troubles mentaux dans l'hemiplegie organique cerebrale (anosognosie). *Rev Neurol*, **27**：845-848, 1914.

7) Feinberg TE, et al：Verbal asomatognosia. *Neurology*, **40**：1391-1394, 1990.

8) Rousseaux M, et al：Anatomical and psychometric relationships of behavioral neglect in daily living. *Neuropsychologia*, **70**：64-70, 2015.

9) Cocchini G, et al：The fluff test：a simple task to assess body representation neglect. *Neuropsychol Rehabil*, **11**：17-31, 2001.
   Summary 身体に対する半側無視症状の評価として，身体に取り付けた標的を手探りで探し出す課題を開発した研究.

10) Beschin N, et al：Personal versus extrapersonal neglect：a group study of their dissociation using a reliable clinical test. *Cortex*, **33**：379-384, 1997.
    Summary 身体に対する半側無視を評価する方法として，クシと髭剃りまたは化粧パフを使用する検査課題を報告.

11) McIntosh RD, et al：Improving the clinical diagnosis of personal neglect：a reformulated comb and razor test. *Cortex*, **36**：289-292, 2000.
    Summary Comb and Razor/Compact Test を用いた身体に対する半側無視症状の検出感度を高める計算式を報告.

12) Söderback I, et al：Video feedback in occupational therapy：its effects in patients with neglect syndrome. *Arch Phys Med Rehabil*, **73**：1140-1146, 1992.
    Summary 訓練中の様子をビデオに録画し，それを患者に見せて，左 USN 症状を確認し，指導することで，症状改善が認められたことを報告.

MB Med Reha **No.265**：**53-60**, 2021

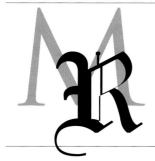

特集／病識低下に対するリハビリテーションアプローチ

病識低下を示した高次脳機能障害者に対する神経心理学的アプローチと病識段階仮説

小山充道*1　小山健太*2

Abstract　病識の低下を示した高次脳機能障害者の治療にあたるとき，神経心理学的アプローチではまず神経心理学検査を行い，認知機能の評価を行う．それは対象が高次脳の障害を持つ人であるため，認知機能障害が臨床上前面に出現するからであろう．病識が保持されている病者の場合は，未来への希望を繋ぐためにもリハビリテーション訓練に励むだろう．しかし病識に問題があり，病気を否定または否認し，リハビリテーション訓練に対する動機づけが低い人もいる．本稿では疾病否認や病態失認を示す高次脳機能障害者の病識をどのように評価し治療の指標とすべきか，病識の本質を探りながら，筆者が1992年に示した病識獲得段階仮説を用いての検証を試みる．

Key words　神経心理学(neuropsychology)，病態失認(anosognosia)，疾病否認(denial of illness)，病識(insight into disease)，病識段階仮説(insight stage hypothesis)

はじめに

リハビリテーション領域において，高次脳機能障害者の自己の病態に対する病識低下は，臨床現場において度々認められる現象である．病識低下はリハビリテーションの進捗に多大な影響を与えることが多く，機能的予後にも関係する．そのため，病識の評価は臨床現場において必須と考えられる．

一方，臨床現場においては，しばしば「病識がある・ない」といった二項対立によって，それぞれの職種の立場から主観的に病識の有無を判断することが多いと思われる．すなわち，病識有無の判断の根拠となる評価（アセスメント）方法のないまま病識を評価していることが多いのが実態であると思われる．しかしながら，高次脳機能障害者の病識評価は容易ではなく，全般的な認知機能をスク

リーニング的に評価する Mini Mental State Examination(MMSE)に相当する心理検査および尺度が見当たらない．その要因として「病識」の構成要素が未確定で，かつ共通イメージを持ちにくいという点が，病識に関する代表的な評価方法が見当たらない一因と考えられる．

高次脳機能障害者が示す病識低下に関する課題と対応例

渡邉[1]は前頭葉障害者のリハビリテーションに関して，病識低下は「単一の巣症状として捉えることが極めて難しい症候の一つ」であり，「病態を認めたくないという抑圧的防衛反応」をも含んでいることに留意しなければならないと述べている．神経心理学的に責任病巣を求める場合，病巣は「右頭頂葉損傷（例：左半側空間無視）」，「左頭頂-側頭葉損傷（例：Wernicke 失語）」，そして「前

*1　Mitsuto KOYAMA，〒066-0055 北海道千歳市里美 2-10　北海道千歳リハビリテーション大学健康科学部リハビリテーション学科，教授（臨床心理士）
*2　Kenta KOYAMA，札樽病院リハビリテーション部，言語聴覚士

頭葉損傷」の3つが主要な損傷部位であるとし，前頭葉損傷例には自己認識（self-awareness）の低下，すなわち「自らを知る能力」の低下が認められることが多く，「自己の障害に無関心になる，否認する」などの人格障害を招く行動が生じると指摘する．また病識回復過程の指標として，「くも膜下出血になり，私は記憶が苦手だと言われている」という知識レベル，「私はいつも記憶障害によって生活上で困っている」という生活の中での問題に気づくレベル，そして目標とされる「記憶障害に対し，メモやスケジュール帳を使おう」と代償方法がとれるレベルを提示している．これには，高次脳機能障害による病識低下に関する病因論および心理力動論，病識回復過程の指標，病識回復を目指した治療の方法と目標が含まれ，高次脳機能障害による病識低下に関する課題のほぼすべてが網羅されているといって良い．

では，臨床現場では高次脳機能障害者が示す病識低下について，実際にはどのような対応をとっているのであろうか．代表例として2例取り上げる．

群馬県高次脳機能障害支援連絡会発行のあんしんブック[2]では，「病識の欠如」とは「自身を客観的に捉えることが苦手となる」病態であり，「自分はなんともない」，「以前と同じように作業も生活もできる」，「問題の原因は自分ではなく，他にある」と述べ，「リハビリテーション訓練は不要だ」，「私はできる」，「間違っていない」と受容拒否や否認を示したりする．対応例としては「私は以前の自分と違っているのか，信頼のおける他者に聞いてみる」，「間違いがあったら，その場で振り返りを求める」，「神経心理検査結果を見せ，客観的な自分についての認識を高める」，「同様の人との交流の場を設定する」などを示している．また横浜市高次脳機能障害支援センター[3]では，病識欠如を「自己意識性の障害」，「自分の状態を認識（セルフモニタリング）することができなくなった」状態，「以前の自分と今の自分との違いに気づけない」状態と指摘している．対応としては「本人が高次脳機能障害を正しく知る」，「自分に合った高次脳機

能障害への対応を学ぶ」ことを勧めている．

いずれの例も，高次脳機能障害者への対応として，「自分への気づきを高める」ことを重視している．病気の受容をはかるためには，正確な病識を持つことが，心理的回復の重要な要素となる．高次脳機能障害者自らが"自分"を把握し未来展望を持つ，それはリハビリテーションの理念に適っている．

病識の捉え方

「病識」という概念を精緻化したJaspers[4]によれば，「病識」とは「患者がその体験に対する正しい構えの理想的なもの」を意味し，「疾病意識」とは，「病であるという感じ，変化したという感じの出現」を意味する．病識は自己観察によるところが大きいが，Jaspers[4]は「自己観察は病人の関心や心理学的才能や批判や知能に左右される」と考え，「自己観察によって病が起こるのではなく，ある疾病状態が異常な種類の自己観察を引き起こす」と述べた．高次脳機能障害者が「（自分は）病気をしていない」と言ったとする．脳血管障害罹患の事実があれば，治療者は「疾病否認」とみなすかもしれない．しかし，患者に発症時の記憶がなく痛みもなければ，「自分が病気をした」という実感が生じないことは理に適っている．病態失認という疾病状態が，病気の無自覚という自己観察を引き起こすのである．

DSM-5 精神疾患の診断・統計マニュアル[5]やカプラン臨床精神医学テキスト[6]には「病識」という単独項目の記載がない．南山堂医学大辞典[7]には「病識（insight into disease）」の項目があり，「病識とは，自分が病気であるという患者自身の自覚，理解をいう．身体疾患においては病識があることが前提になって治療が行われているが，精神科領域においては病識をもたない疾患が少なくない」と記されている．神経心理学辞典[8]には「病態失認（anosognosia）」の項目があり，「脳に機能障害のある患者が，臨床医など注意深い理性的な観察者の目には明らかな神経学的障害や神経心理学的異常

には気づかない臨床的現象．この意識性(aware-ness)の欠如は特有で，覚醒度の低下や広範な認知的欠陥によって説明できない」と記されている．高次脳機能障害に基づく病識障害は神経科および精神科領域双方にかかわるだけに，「病識」の捉え方は複雑となる．

心なるものが現れ，掴み取る心的過程は，「意識→認識→理解」の過程と表すことができる．病識はこの認知過程の主体として「自己」を付けた「自己意識(self-consciousness)→自己認識(self-awareness)→自己理解(self-understanding)」という3つの心理的プロセスと深くかかわる．いま「自己」を「病気」に置き換えると，「病気意識→病気認識→病気理解」となり，そのニュアンスを汲み取ると，「病気であることの察知→病気の認識状況→病気の理解」と置き換えることができる．この過程は自然な認知形成過程では一方向的であり，逆向認識はない．しかし病態失認では，「あなたは脳の病気で入院中です」との治療者の言葉によって「病気の認識状況→病気の理解→病気であることの察知」という流れを迫られ，患者は逆向認識の事態に置かれる．三宅[9]は，自己意識について，次のように指摘する．内発的体験により意識される自己は，他者との共同的理解により，自己意識を深めていく．原始社会においては，この共同的理解がほとんど全面的な支配力を持っていた，と．この「共同的理解」が臨床の場における「治療者-患者関係」に相当する．治療者に与えられた役割の多さに翻弄されず，一つひとつを丁寧に観察し，対応していく力が求められている．

疾病否認および病態失認の発現機序

疾病否認の発現機序についての論議は，1955年にWeinsteinら[10]によってなされたといっても過言ではない．言語，見当識障害，パーソナリティ，解剖生理学，心理学などの成果から全11章にわたる考察を行い，病態失認は巣症状ではないこと，病気や無能力の否認は誰にでも生じること，病前性格の特徴も考慮する必要があることを指摘し

た．余談であるが，彼は1998年，脳卒中に関連する合併症で亡くなった．そのころ，Ellisら[11]は，右半球機能障害は半側空間無視と病気の否認を引き起こし，病気の否認に関する病因論には，より高次の精神機能障害，固有受容性を主とする感覚入力障害，身体像の異常な表現，精神力動学に基づく防衛機制および病前人格の要因が挙げられるが，これらの提案説明は十分ではないと指摘した．Weinsteinらの指摘から60年以上が経過したが，病因に影響を及ぼす要因が増えたことで，事はさらに複雑な様相を示したといえる．

病態失認を呈する患者(以下，病態失認患者)の「他者から見られる自分」と，他者が病態失認患者を認知するときの「自分」とはおそらく異なるだろう．病態失認患者は「私は病者ではない」と認識しているようだが，その現実は虚構であることが，病態失認患者が示す応答，追想，空想，妄想や作話から窺い知ることができる．一見したところ，病態失認患者の情動は安定しているように見えるが，この安定は自己内で完結しているという点に問題がある．障害の認識を回避することによって，身体障害と情動間の繋がりが切れたのか，いずれにしてもこの情動安定は，仮初めの安定と見受けられる．この病態失認は，最初はBabinskiによって提出された[12]が，大橋[13]は「通常の失認とは次元を異にした疾病への態度の表現」と捉えている．

三宅[9]は現象学の立場から，自己存在と自己意識について「人間の自己は身体をもつ主体の自己であるから欲望の満足を離れた自己はない．自己保存のための欲望満足が生きる権利として与えられる．人は自己として存在しながら自己の存在を意味的に把握する．自己は内発的体験により，意識づけられる．自己意識は自己の現在の状態の意識であり，自己の全体的なあり方を意味づける自己把握をも含む．人は自己に執し，自己を正当化しようとする内的欲求をもつが，そのとき自己に安心を与える"俗見"にすがりつく傾向がある」と指摘し，「時として予期しない生活の局面によって動揺し，それに疑いがもたれるにしても，やが

ては，何かありきたりの理解に頼ることとなる」と述べている．なぜ作話が生じるのか，作話を産生する心理に関する一つの説明として理解できる．

近年の神経心理学的解釈としては，右脳に損傷を受けた患者の自意識の欠如は，通訳者である左脳からの情報切断が原因の可能性があるという報告もある[14]．神経心理学アプローチは脳神経活動の記述に優れているが，「自覚」という人間的所為が加わるときは心理臨床的アプローチを加え，検討視点を拡大させるのも一つの方法である．

病識の評価について

Prigatano ら[8]によると病態失認の現象に関する問題は，この「認識の欠如」が神経学的要因または心理学的要因，あるいはその両方で起こるのであるか否かという点である．この現象を前者による影響であると考える立場の研究者は，脳損傷後の「意識性の欠如」や「気づきの喪失（unawareness）」という用語を使う．後者の影響あるいは強い影響を受けるとみなす立場の研究者は「疾病否認」や「防衛的否認」という用語を用いる．いずれにしても，両方の視点で評価する態度が必要であると考えられる．

病識を評価するという行為について，留意しておかねばならないことが二つある．一つは「病気であることに気づかない（病識欠如）」→「自分は病気のような気がする（病感）」→「自分は病気だということに気づいている（病識獲得）」→「自分は病気だということに気づきすぎる（過剰病識）」というように，病識には本人の気づきが深くかかわっており，その気づきには深さがあるという点である．そしてもう一つは，他者とのかかわりにおいて，「私は病気ではない」といった疾病否認の態度が出現するという臨床的事実である．この場合，「疾病否認」から「病感」へと移行する一つのきっかけを与えることとなり，本人は「医師であるあなたが私は病気だというのであれば，診察を受けることは構いません」といった「あなたに沿う」という言葉を発したりする．否認は他者がかかわって出現する症状だとすれば，疾病否認は，病気に関して他者に対してとる一つの態度と捉えることができる．否認が病気に気づかないゆえの否認だとすれば，否認の態度に嘘はないことになる．臨床的直観ではあるが，対話の底流には，自己信頼対不信頼および他者信頼対不信頼に絡むその場のコミュニケーションのありようといった第三の交絡因子があるように思われる．臨床上，疾病否認の様態が一定でないことを鑑みると，渡邉[1]の指摘にあるように，疾病否認を単一の巣症状と捉えることは困難である．疾病否認の事態が他者との対話によって確認される事実であることは重要な情報である．例を挙げよう．患者は「私は病気ではない」という確信があって（原因 A），「私は病気ではない」（結果 B）と返答をする．「あなたは病者です」と教える治療者（事象 C）の声掛けは，私は病気ではないと思っている患者（原因 A）の前ではかすみ，患者に受け入れられない．このとき治療者はこれらの患者の拒否的態度を「疾病否認」と呼んだりする．筆者らには，"疾病否認"には，患者−治療者という 2 者関係を超えた対人認識に関する心理的要因が絡んでいるように思えてならない．患者が治療者と会ったとき，治療者を誰と認識したか，そのときどのような人物と判断したかが，疾病否認を紐解く鍵となるかもしれない．

周知のとおり，これまで高次脳機能障害者が示す"病識低下"に対する治療的アプローチはほとんど手を入れられずにきた．その理由の一つに「高次脳機能障害者の病識評価の難しさ」が挙げられる．病識評価尺度（SAI）[15]は統合失調症を対象としており，病識治療態度評価尺度（ITAQ）[16]も高次脳機能障害者対象とはいえない．筆者[17]は，多数の高次脳機能障害者に対する病識評価を試みた．その結果，高次脳機能障害者と健常者の病識獲得段階過程を対比する中で，病識獲得段階過程仮説を提示した．その概略を**図 1, 2** に示す．本稿の趣旨からして，ここでは健常者の病識獲得過程の説明は省略し，高次脳機能障害者の病識獲得過程に焦点を当てることにする．

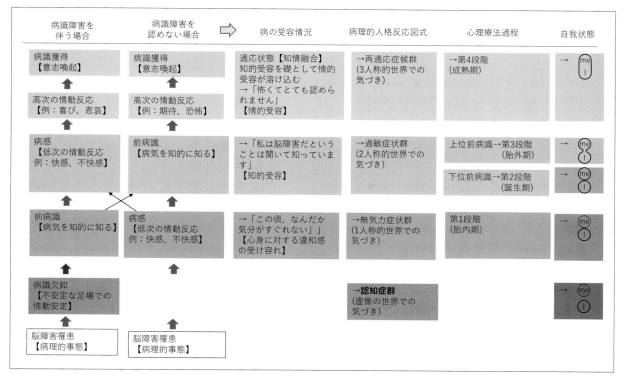

図 1. 高次脳機能障害者が示す病識獲得段階仮説と心理治療過程

（文献 17 より）

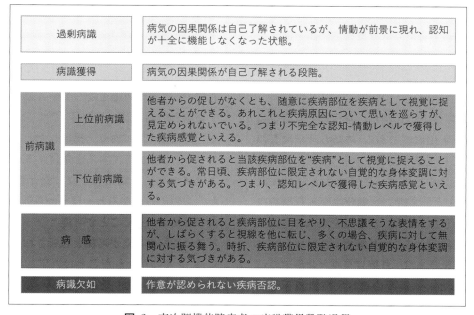

図 2. 高次脳機能障害者の病識獲得段階過程

（文献 17 より）

　高次脳機能障害者が示す病識欠如は，作為が認められない疾病否認であることから，その場での患者の環境認識能力が前面に現れる．病識欠如からの回復は，病感獲得を経て下位前病識へ，さらに上位前病識段階を経て，最後に病識獲得へと向かう．過剰病識とは，病気であることを内外から過剰に刷り込まれた結果の二次的ストレス障害の様相に酷似している．

　負の体験を意識する機会がない人は，自分を変えていこうという動機づけが高まらないかもしれ

ない．一方，忘れっぽい，歩けない，動けない等々の負の体験を味わった高次脳機能障害者は，自分自身に対する気づきに敏感になりがちである．これからどう生きるか，未来を見据えるときに，失敗したという負の体験の自覚が不安感を生み出し，その不安解消を目指して自分を変えていこうと思う．自分を変えたいという自己変容に関する動機づけは，主に『不安の生起』にあるといっても良い．病識獲得段階仮説によれば，生み出された不安が次の病感を生み出す．

病識獲得に影響を与えるのは，自己覚知の深さである．自分の病気を自分自身はどのようにみているのか，つまり患者の病識はどうあるかは，有力な心理的回復の一つの指標になる．負の体験があってもその自覚がない場合，人は自分を変えていこうとは思わない．これは自然な行動風景である．

高次脳機能障害者の病気に関する評価にあたっては，患者の視点を取り入れた病識評価を加えることが望ましい．

症例提示

60歳代前半，右利きの男性．前交通動脈瘤破裂によるくも膜下出血例である（神経心理学検査の詳細は，文献18を参照されたい）．本例は転院当初から退院時にかけて（X＋3〜7か月），「仕事関連」の内容を主とし実際に行動化に至る行動的自発性作話を呈した．また，現在地を東京に定位する地理的定位錯誤，ここは札幌でもあり東京でもあるという二重見当識，札幌は東京と北海道のいずれにもあるという場所の重複記憶錯誤を呈した．さらに担当療法士を仕事関連の人物と誤る人物誤認，テレビの内容と現実を混同するテレビ徴候などの多彩な症状を呈していた．神経心理学的に重度前向性健忘や逆向性健忘が認められたが，くも膜下出血によって生じた記憶障害に関する知識的情報はリハビリテーションにおいて獲得していた．しかしながら，その段階にて終始していた．これらの症状（人物誤認以外）は退院時まで継続して認められた．

自宅退院後は当院のデイケアに通所することになった．退院後も作話は時折認められ，家族に「出かけてくる」と言い，どこへ行くのか問うと「18時にAとB（いずれも入院時担当療法士）に約束がある」と述べた．デイケア開始当初に本例と面談したところ，「自分で考えたことが1人で実行できるようになりたい」との希望が聞かれた．そのため，まずは自宅から公共交通機関を使用して当院への通院が可能かどうか，遠監視にて評価することになった．自宅から当院の最寄り駅までの移動は明らかな問題なく移動可能であった．しかし，最寄り駅から当院までの道のりで迷い，約5分で到着する道のりを，約30分要した．その際，「目的地が近いはずといった漠然とした感覚から迷子になった」と述べた．このとき，非常にショックを受けており「こんなはずじゃなかった…」と述べた．それ以降，同訓練にて遠監視を継続したが，普通電車に乗る予定が快速電車に乗る（最寄り駅を通過）などの些細なミスはあったものの，その後の修正が徐々に可能となり，かつ道に迷うことなく通院することが可能となっていった．

家族との面談（X＋9か月）では，突発的な言動や行動は減少しており，出現したとしても当院のスタッフに確認してみると保留することができるようになり，固執しなくなったとのことであった．このころになると，自宅から近所の店舗へ1人でお使いに行くことが可能となった．X＋10か月には通院の自立が可能と判断された．このころには，「人に言われたことは否定しないで受け入れている．じゃないと次に繋がらない」，「入院中は自分主体で（リハビリテーションを）やっていなかった．それじゃダメだなと思って．（病院で）1〜2回やったことは自分でやる．間違ったら（病院のスタッフが）注意してくれるだろう」と述べた．また作話は消失し，場所の重複記憶錯誤については「札幌は1つしかないよ（笑）」と述べることが可能となった．X＋12か月にデイケアを終了した．

考　察

　本例は「道に迷う」という失敗体験が，「自分で考えたことが1人で実行できるようになりたい」という目標と自己の能力の乖離に気づくきっかけとなったと考えられる．本例は病前から自己の記憶障害についての知識的情報を獲得していたことから，下位前病識段階にあったことが推察される．そして，身をもって経験した「失敗という負の体験の自覚」が不安感を生み出し，不安感が停滞し，その後不安解消を目指して自分を変えていこうと変遷し，上位前病識段階に移行したと考えられる．病識獲得まではまだ時間がかかると思われた．

　本症例の治療体験からわかることは，病識低下を示す症例に対しては，基礎となる神経心理学的アプローチのほかに，心理臨床的アプローチを加えると治療に厚みが増すことである．病識評価については，病識そのものが仮説の域を出ず，かつ1症例である場合は逸話的と指摘されるかもしれない．それでも病識の影響は大きいという実感を誰もが持っている．また，なぜ病識が回復したのだろうか，その答えがはっきりしないままに患者は退院する．素朴な問いかけは，見過ごしてしまうような重要な問題点を突いているのかもしれない．

　一般に失敗体験の自覚は未来不安を生み出すため，不安解消のために自分を変えていこうとする．自己変容に関する一つの動機づけは『不安感の緩和』にある．負の体験の自覚がない場合，人は自分を変えていこうという気持ちにならないのは自然なことだろう．この場合，「負の体験の自覚」がキーワードとなる．

文　献

1）渡邉　修：前頭葉損傷のリハビリテーション．高次脳機能研，**36**(2)：177-182，2016.
2）群馬県高次脳機能障害支援連絡会：ぐんま高次脳機能障害あんしんブック ver. 2，p. 10，2018.
3）横浜市高次脳機能障害支援センター：高次脳機能障害─理解と対応，p. 6，〔http://www.yokohama-rf.jp/center/higherbrain.html〕(2021.7.10 閲覧)
4）Jaspers K：Allgemine Psychopathogie für Studierende, Arzte und Psycologen. Springer Verlag Berlin. 1913.
　〔訳本〕内村祐之ほか(訳)：精神病理学総論中巻，pp. 169-189，岩波書店，1955.
5）日本精神神経学会(監修)，高橋三郎ほか(訳)：DSM-5 精神疾患の診断・統計マニュアル，2014.
6）井上令一(監修)，四宮滋子ほか(訳)：カプラン臨床精神医学テキスト DSM-5 診断基準の臨床への展開 第3版，メディカルサイエンスインターナショナル，2016.
7）相川直樹ほか(編)：「病識」．南山堂医学大辞典，p. 2121，南山堂，2006.
8）Prigatano GP, et al：anosognosia (anosagnosia). Beaumont JG, et al (eds), The Blackwell Dictionary of Neuropsychology, Blackwell Publisher, 1996.
　〔訳本〕岩田　誠ほか(監訳)：神経心理学大辞典，pp. 70-74，医学書院，2007.
9）三宅剛一：人間存在論，pp. 189-194，p. 198，講談社，2008.（原本は勁草書房より1966年に発行）
10）Weinstein EA, et al：Denial of illness-Symbolic and Physiological Aspects. Charles C Thomas, 1955.
　Summary 病態失認を示した104症例について，神経学的所見，髄液，脳波および行動を対比した．病態失認症状は脳の特定部位に対応するものではなく，疾病否認せざるを得ない能力障害や病前性格の特徴などに関係があると指摘した．
11）Ellis SJ, et al：Denial of illness in stroke. *Stroke*, **24**(5)：757-759, 1993.
12）Babinski J(著)，遠藤正臣(訳)：Contribution à l'Étude des troubles Mentaaxdans l'Hemiplegie oranique céréprale-〔Anosognosie〕．Anosognosie, Sur l'Anosognosie(大脳性の器質性片麻痺における精神症状の研究への寄与─病態失認)．精神医，**20**(8)：913-920，1978.
13）大橋博司：「疾病失認」(または疾病否認)について．精神医，**5**(2)：123-130，1963.
14）Daini R：The lack of self-consciousness in right brain—Damaged patients can be due to a disconnection from the left interpreter：The DiLel Theory. *Front Psychol*, **10**：349, 2019.
15）David AS：Insight and psychosis. *Br J Psychiatory*, **156**：798-808, 1990.

16) McEvoy JP, et al : Insight in schizophrenia ; Its relationship to acute psychopathology. *J Nerv Ment Dis*, **177**(1) : 43-47, 1989.

17) 小山充道 : 脳障害者の心理療法―病識回復の試み. 北海道大学図書刊行会, p. 87, p. 214, 1992.

18) 小山健太ほか : テレビ・人物・場所への妄想性誤認と行動的自発性作話を呈した一例. 高次脳機能研, **41**(3) : 2021.（in press）

MB Med Reha **No.265**：**61-65**, 2021

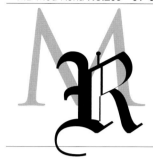

特集／病識低下に対するリハビリテーションアプローチ

自己認識の低下と職業リハビリテーション

前原和明＊

Abstract　作業ミスや人間関係の悪化などの課題につながるため，自己認識の低下は職業リハビリテーションにおいて対処すべき課題の1つとして捉えられてきた．本稿では，自己認識の低下に対する職業リハビリテーションにおける支援の視点について，高次脳機能障害者の事例を通じて提示した．この事例は，高次脳機能障害に起因すると考えられる職務遂行上の課題を持ち，自己認識の低下により自らの課題への気づきや課題改善のための支援が必要となったものである．この事例では，個人の課題改善のみではなく，個人の課題改善とセットで障害を顕在化させている人的なものも含めた環境へのアプローチを行った．このように職業リハビリテーションでは，自己認識の低下に対し単に個人へ支援アプローチするのではなく，個人と環境の相互作用に対してアプローチをすることに特徴があると考えられる．

Key words　職業リハビリテーション（vocational rehabilitation），ジョブコーチ（job coach），移行支援（transition support）

はじめに

　本稿では，職業リハビリテーションの領域における高次脳機能障害者を中心とした対象者の自己認識の低下に対する支援の視点について報告する．

　日本職業リハビリテーション学会〔http://vocreha.org〕によると，職業リハビリテーションとは「障害をもっているが故に職業に就くことが困難になっていたり，維持していくことが難しくなっている人にも，職業を通じた社会参加と自己実現，経済的自立の機会を作り出していく取り組み」と定義される．我が国では，「障害者の雇用の促進等に関する法律」に基づき職業リハビリテーションの推進がはかられており，その1つとして職業リハビリテーションの専門機関が設置されている．この職業リハビリテーションの専門機関のうち，地域障害者職業センターは最も代表的な直接的支援を提供する機関である．地域障害者職業センターは各都道府県に1か所ずつ設置され，全国一律の職業リハビリテーションの支援サービスを提供している．

　高次脳機能障害者の支援場面における職業リハビリテーション機関と医療機関との連携に関する調査では，地域障害者職業センターに配置された専門職の障害者職業カウンセラーは，「医療リハビリテーションの経過」，「コミュニケーション能力などの障害特性」，「治療などの状況」とともに，「障害の自己理解および自己認識の状況に関する所見」の情報提供を医療機関に対して求めている[1]．実際に，高次脳機能障害者の支援に際して自己認識の重要性を指摘する職業リハビリテーション領域の論文を確認できる．例えば，加藤らは，職業準備性の向上をはかるための「事務管理ワークショップ」の実践効果の1つとして，頭部外

＊ Kazuaki MAEBARA，〒 010-8502　秋田県秋田市手形学園町 1-1　秋田大学教育文化学部，准教授

傷者の非現実的な自己評価の改善に着目している[2]．谷川らは，特に高次脳機能障害を伴う脳血管障害者において，自己認識に関する課題が多く確認され，この自己認識の改善のための訓練の必要性を指摘した[3]．藤田らは，脳血管障害者に対するインタビュー調査から，就労継続のためには自己認識を促す支援の重要性を指摘した[4]．大坂らは，高次脳機能障害者に対する職業リハビリテーションプログラムには，就職後の人間関係などの課題を減少させるための自己認識の改善の支援が不可欠であると報告している[5]．

このように高次脳機能障害者の職業リハビリテーションにおいても，自己認識の低下に対するアプローチをすることを重視している状況が確認できる．稲葉が指摘するように，職業リハビリテーションにおいても支援アプローチの基盤における自己認識の改善の必要性が共通理解されている[6]．しかし，その一方で，上記の実践論文もそうであったが，多くは自己認識の改善の必要性を指摘するだけに留まっており，その改善のための具体的な方法や視点についてはまだ十分に議論されていない印象がある．これに関して，LeungとLiuは，自己認識に関するシステマティックレビューから自己認識(self-awareness)の促進の重要性を確認したうえで，実践に応用するための臨床的枠組みがないという問題を指摘している[7]．

これまで筆者は，職業リハビリテーションにおける自己理解(self-understanding)の支援に関する研究を行ってきた[8][9]．そこから，職場などの社会環境への移行を支援することに主眼を置く職業リハビリテーションは，個人に対してというよりも，自己理解や自己認識を社会的な観点から広範に捉え，対処しているということに特徴があると考えている．本稿では，筆者の支援経験を踏まえて，職業リハビリテーションの実践の枠組みを整理するための1つの視点を示すことができればと考えている．

なお，職業リハビリテーションにおいては「自己認識(self-awareness)」よりも「自己理解(self-understanding)」という言葉を使う場合が多い．

この「自己理解(self-understanding)」には，生涯を通じたライフキャリアの発達を達成するための包括的な自分自身についての理解という意味合いが込められているように考えられる．もちろん高次脳機能障害者に対する支援においても，自己理解を促進することの重要性はあると考えているが，本稿ではこの理解に至る前の自分自身についての「気づき(awareness)」という意味合いを意識して，高次脳機能障害者の支援において使用されることの多い「自己認識(self-awareness)」という用語を用いる．

高次脳機能障害者の職業リハビリテーション支援

職業リハビリテーションにおける自己認識の視点について提示するために，ある高次脳機能障害者に対する職業リハビリテーション支援の実践を紹介する．なお，この事例は，個人情報の保護の観点から詳細については省略し，本質を損なわない程度の改変を行っている．

高次脳機能障害の診断を持つAさんは，ある福祉施設に20年近く勤務している．Aさんの業務は，業務補助者として，施設内の清掃や給食の運搬など間接業務を主な職務としていた．勤務時間は8〜15時の6時間(休憩1時間)である．清掃などの作業は午前中に行い，午後の空いた時間は，施設を利用する方々の見守り業務も行っていた．

Aさんは，20数年前の事故による高次脳機能障害から，記憶障害，遂行機能障害などの症状を持つ．受障当初は言語障害も目立っていたが，今は周囲と支障なくコミュニケーションをとれる状況まで回復している．記憶障害のために，20数年前の事故当時から記憶が更新されておらず，年齢を問うと20代であると答え，Aさんは少し混乱してしまう．間もなく50歳近くになるというのだが，Aさんは笑顔が多く，その若々しい雰囲気から高次脳機能障害の存在を感じさせない．

すでに20年近く勤務しているにもかかわらず，Aさんの就業上の課題は，雇用受入れ当初から消えることなく続いていた．雇用当初に支援者は全くかかわっておらず，当時働いていた職員の多く

は退職などで変わっている．現在の職員の多くは，Aさんがどのような障害を持ち，なぜ働いているのかについてよく知らない若い職員ばかりとなってきた．同僚職員からは，Aさんの課題として次のようなことが挙げられた．清掃の手際が悪く，しばしばすべき場所の清掃を忘れてしまう．給食を運ぶことも仕事の1つであるが，促さないとできない．時に，給食を運ぶことさえ忘れることがある．これらの抜け・忘れを注意すると，注意を無視するなどの行動がみられて困っているといった状況であった．このような同僚職員からの訴えから，Aさんの就業支援が始まった．

就業支援では，職業リハビリテーションの代表的な支援者の1人であるジョブコーチによる支援が活用された．ジョブコーチは，Aさん，施設(企業)などの間に立ち，定期的な訪問で職場適応に向けた支援を職場の中に入り込んで実施した．

まず，ジョブコーチを含めた支援者は，Aさんが従事する現在の職務の内容や実施時間，作業量などを整理・分析した(職務分析)．この職務分析では，Aさんの活動を観察するとともに，同僚職員に聞き取りを行った．Aさんの自らの職務内容についての理解は非常に曖昧であった．加えて，実態として同僚職員もAさんの職務内容を明確に理解していなかった．そのため，次にジョブコーチは，Aさんの職務内容を明確に定める支援を行うこととした．Aさんに求められている職務を6時間の勤務時間に落とし込んでいくと，Aさんに職務の手すきの時間が発生することとなった．そのため，同僚職員に依頼し，Aさんにしてもらいたい仕事を追加で集め，実行可能性を検討して，Aさんの作業スケジュールに組み込んだ．この職務分析の結果は，今後の支援に活用できるように，この1日の作業スケジュールとして表形式で整理した．

次にジョブコーチは，この作成した作業スケジュール表をAさんに提示して，このスケジュールに沿って職務を実行するように指導をしていった．ジョブコーチが定期的な職場訪問で作業指導をする間は，ジョブコーチの促しがあるためにス

ケジュール通り作業をこなすことができた．しかし，普段，ジョブコーチが訪問しない日は，主に1人作業となる．そのため，Aさんは，なんとなく目についた仕事に取り組み，職務の抜け・忘れが発生し続けた．そのため，工夫として作業スケジュール表にチェックボックスを書き加え，完了した作業にチェックを入れられるようにした．このような，見える化するなどの作業管理のための支援も導入したが，このチェック忘れがそもそも生じてしまった．そのため，ジョブコーチは，Aさんの主な作業スペースに掲示していた作業スケジュール表を，カードサイズにして首にかけれるようにし，管理の忘れがないように支援した．このような支援の中で，Aさんは，ジョブコーチや同僚職員から繰り返し指摘される指導に疲れ始めていた．その結果，同僚職員からの何気ない作業忘れの指摘に，イライラ感を表出することも増えてきた．このチェック忘れに関して，Aさんと話し合いをすると，Aさんとしては作業を上手くこなせているので，わざわざスケジュールを確認しなくても問題ないとの根本的に異なった認識を持っていたことがわかった．

このような支援を経て，支援者らは職場の管理者などと相談し，同僚職員に対する障害理解研修を行うこととした．この研修では，高次脳機能障害の障害の特徴，雇用支援事例などの情報提供を行った．これまで，同僚職員は「Aさんには，何らかの障害がある」とは認識していたが，それがどんな障害で，同僚としてどんな支援をすれば良いのかがわかっていなかった．しかし，研修により同僚職員は，Aさんの障害について一定の理解ができたようであった．この研修を経て，同僚職員には1つの作業区切り毎にAさんから報告を受けてもらい，Aさんのスケジュール表にチェックをし，次の仕事の指示をしてもらうような職場内支援を依頼した．また，その作業報告時には，Aさんの心理面にも配慮して，注意が重ならないように気を付けてもらうことも依頼した．

このように作業スケジュール表や区切り毎の報告ルールなどの整備が支援経過では行われた．そ

して，最終的に，当初の改善要請のあった課題を，本人・同僚が分担協力して解消していくための仕組みができあがった．

職業リハビリテーションの実践上の視点

この事例のように職業リハビリテーションの支援は，実際に本人が暮らす環境から離れた個室などにおいてアセスメントするだけでなく，個人の障害状況などを就労環境も含めた個人が暮らす地域や社会においてもアセスメントを行い，このアセスメントに基づき包括的な解決に向けた支援を提供している．特に，上記事例では，課題解決のためのアプローチのみならず，職務内容の分析，障害の補完手段の検討，そして何より職場の物理的環境や同僚などの人的環境を含めた環境面へのアプローチを行った．例えば，別の高次脳機能障害者の支援事例でも，復職に際して部署変更や職務を新たに構築するなどの支援が行われ，その際，単に職務をできるようにするための支援が提供されるのではなく，職務変更や補完手段の利用，さらに職場同僚などからのサポートの提供のための仕組みづくりなどの環境に働きかけるという視点に基づいて支援が行われている．

一般的に自己認識の低下は，職場における不良製品の発生，労災事故，人間関係の悪化などの問題に発展する可能性が高い．通常，障害者を雇用受け入れする企業は，この種の課題の発生を強く危惧をしている．また，そもそも，自己認識が低下しているということは，入職や復職時に自らが必要とする配慮などを要請することが難しく，前向きに雇用継続を検討している企業の負担や不信につながる可能性がある．もちろん入職などの前段階において自己認識の低下が改善されていることが望ましく思う一方で，この改善はなかなか難しいのが実情ではないかと捉えている．従来から職業リハビリテーションでは，雇用前に職業準備のための訓練を設定し，自己認識の低下に対して，改善よりも利用者の障害理解の促進と課題解消のための自己管理（例えば，記憶障害を補完するメモリーノートの使用訓練，チェックリストの活用訓練など）の指導が行われてきた[10]．この種の支援のポイントは，課題の完全な解決を目指すのではなく，セルフチェックなどの自己管理，補完手段の活用，人的支援の必要性の理解など，自己認識の低下を補うといった形での課題解消を目指していることである．

Gates は，障害者への配慮を社会的なプロセス（social process）と捉え，単に環境や技術的な工夫を行うことではなく，配慮により発生する雇用障害者と同僚の間の相互作用を支援者は意識することが必要であると述べている[11]．特に，この種の社会的相互作用に着目する支援アプローチは，職業リハビリテーションにおいてメリットが大きいとも考えられる．適性ある職場で長く働き続けることを支援するという職業リハビリテーションの視点を考慮すると，人間関係などの関係性を含む職場環境への適応を視点として支援をすることに力点を置いた職業リハビリテーションの視点は，結果的に長期的な職場定着を目指すうえで，頼れる上司の異動や従事する職務の変更といった起こり得る課題に対処することを可能にするからである．このように，自己認識の低下という課題に対しても，低下を単に改善すべき不適応の原因としてではなく，低下などによって生じる課題を社会的側面から捉え直し，短期的にではなく，職業生活という，より長期的な視点から回復を目指すという視点を職業リハビリテーションは持っている．

おわりに

田谷は，職業リハビリテーションにおける高次脳機能障害者の支援における課題として，医療機関との連携促進の必要性を挙げている[12]．また，Harley らは，チーム支援によって実現される連携は，様々な水準と次元のサービスを総合的に提供することを可能とし，利用者に提供するサービスの質を高めると述べている[13]．つまり，本稿で述べた職業リハビリテーションの支援の視点が実行可能なものとなるには，職業リハビリテーションに至るまでの医療機関などにおける治療および支援が大変重要な意味を持つということである．そ

のために情報交換などの移行場面での連携が必要であることは言うまでもない．そのうえで，もし可能であれば，対象者が継続就業していくプロセスにおいても，継続的な連携をすることが，自己認識の低下などの課題に対する改善の一助になるのではと考える．移行支援というと，支援のバトンの受け渡しをイメージしてしまう．これを，バトンの受け渡しではなく，並行して支援が進んでいるというように支援プロセスのイメージを持つことができれば，対象者の障害からの回復やキャリア発達の支援により寄与すると期待している．

職業リハビリテーション領域にいる者として，継続して対象者を支援していく中では，医療機関による背景での支えをついつい忘れてしまいがちである．自戒として，職業リハビリテーション機関もまた，医療機関などの連携する支援機関に支援の進捗をフィードバックするなどして対象者のための連携の実行を忘れないようにしたい．このようにして，対象者，企業も含めた多機関連携を円滑に進めることは，職業リハビリテーションの支援の可能性を広げ，ひいては自己認識の低下に代表されるような困難な課題を持つ対象者の支援の向上に寄与すると考えている．

文　献

1) 田谷勝夫，青林　唯：失語症医のある高次脳機能障害者に対する就労支援のあり方に関する基礎的研究．独立行政法人高齢・障害・求職者雇用支援機構，障害者職業総合センター調査研究報告書 No. 104，2011.

2) 加藤　朗ほか：職業準備訓練についての一考察—事務系へ復職した頭部外傷者の事例を通して—．職業リハ，**6**：9-17，1993.

3) 谷川陽美ほか：職業リハビリテーションにおける身体障害者通所授産施設の役割—過去4年間の取り組みを通して—．職業リハ，**10**：71-76，1997.

4) 藤田早苗ほか：脳血管障害者の復職支援と院内作業療法士の役割．職業リハ，**17**(1)：55-62，2004.

5) 大坂　純ほか：脳外傷者の職場定着要因分析—名古屋市総合リハビリテーションセンター職能開発課退所者98名の分析から—．職業リハ，**20**(2)：2-9，2007.

6) 稲葉健太郎：高次脳機能障害者の就労支援—自己理解と他者理解の支援を中心に—．*MB Med Reha*，**220**：58-64，2018.

7) Leung DPK, Liu KPY：Review of Self-Awareness and Its Clinical Application in Stroke Rehabilitation. *Int J Rehabil Res*, **34**(3)：187-195, 2011
Summary　自己認識に関する文献のシステマティックレビューが行われている．自己認識をめぐる研究の概要が理解できる．

8) 前原和明，加賀信寛：精神障害者に対する「自己理解の支援」における介入行動に関する基礎調査．独立行政法人高齢・障害・求職者雇用支援機構，障害者職業総合センター資料シリーズ No. 91，2016.
Summary　自己理解の支援の文献調査が行われ，精神障害者を中心に職業リハビリテーションの自己理解の支援の概要が理解できる．

9) 前原和明ほか：職業リハビリテーション場面における自己理解を促進するための支援に関する研究．独立行政法人高齢・障害・求職者雇用支援機構，障害者職業総合センター調査研究報告書 No. 140，2018.
Summary　職業リハビリテーションの自己理解の支援の具体的な視点が，質的・量的調査から具体的に整理されている．

10) 森　素子ほか：精神障害者等を中心とする職業リハビリテーション技法に関する総合的研究（最終報告書）．独立行政法人高齢・障害・求職者雇用支援機構，障害者職業総合センター調査研究報告書 No. 57，2004.
Summary　職業リハビリテーションで最も活用されるツールであるトータルパッケージの詳細が解説されている．

11) Gates LB：Workplace Accommodation as a Social Process, *Journal of Occupational Rehabilitation*, **10**(1)：85-98, 2000.

12) 田谷勝夫：職業リハ領域における研究員の立場から．高次脳機能研，**38**(3)：302-305，2018.

13) Harley DA, et al：Interagency collaboration：Reinforcing professional bridges to serve aging populations with multiple service needs, *Journal of Rehabilitation*, **69**(2)：32-37, 2003.

MB Med Reha **No.265**：66-71, 2021

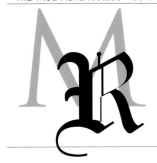

特集／病識低下に対するリハビリテーションアプローチ

認知症の病識低下とリハビリテーション治療

牧　陽子[*1]　山口晴保[*2]

Abstract　認知症の多くのタイプで病識が低下しているが，レビー小体型認知症や血管性認知症では病識が過剰で，抑うつ傾向を示すことが多い．認知症の病識を高めるアプローチは，① 確立された方法がないこと，② 抑うつに導くリスクがあること，③ クライエントとの信頼関係を悪化させるリスクがあることを認識したうえで，実施しても良いが，うまくいくことはあまり多くない．そもそも，病識のリハビリテーションは社会復帰を目的として行われることが多いが，認知症での社会関係性は，家族など身近な関係性および，デイサービスなどの特別な配慮が期待できる場に限定されていくことが多い．こうした場では，かかわる人たちが本人の病識低下を認識して行動することにより，円滑な関係性を維持していくことができる．認知症で病識が低下しているリハビリテーション対象者には，本人の気持ちを尊重するコミュニケーションや楽しい場作り，褒め合うことなどで意欲を高めることが有効である．

Key words　認知症(dementia)，病識低下(decreased self-awareness)，病態失認(anosognosia)，介護者教育(caregiver education)，環境調整(environmental adjustment)

認知症の病識低下

　認知症者の多くで，自己の認知機能・生活機能についての病識(self-awareness of deficit)が低下しているので，認知症者のリハビリテーションにおいて病識低下は重要な課題である．病識低下は認知症の重要な症状であるにもかかわらず，認知症のテキストで病識低下について触れているものはごく少数であり，このような特集が組まれることを大変嬉しく思っている．

　認知症で低下する認知機能は，記憶，遂行機能，空間認知などの認知機能ばかりでなく，より高次のメタ認知も低下する．そして，メタ認知障害としての病識低下・自己洞察の困難・病態失認的態度こそが認知症の本質だという指摘がある[1]．つ

まり，アルツハイマー型認知症であれば記憶障害が主症状であるが，記憶障害で介護が大変になるというよりも，本人に記憶障害の自覚がないことが「介護拒否」などの介護の困難を引き起こしていることが多い．また，介護者を難渋させる「もの盗られ妄想」も，本人に記憶障害の自覚がないことが背景にある．この他にも，運転免許返納を拒否する，受診を拒否する，服薬管理を拒否するなど，病識が低下していることで様々な介護困難を生じる(**表1**)．我々は，病識が低下するほど，① うつになりにくく，② 暴言などの行動・心理症状(behavioral and psychological symptoms of dementia；BPSD)が生じやすいことを示した[2]．

　そこで，本稿ではまず認知症の病識低下を解説し，次いで，① 認知症による病識低下そのものへ

[*1] Yohko MAKI，〒168-0071 東京都杉並区高井戸西1-12-1　社会福祉法人浴風会 認知症介護研究・研修東京センター，特任総括研究主幹
[*2] Haruyasu YAMAGUCHI，同センター，センター長

表 1.
病識保持事例と病識低下事例の比較

項 目	病識保持事例	病識低下事例
障害の自覚	自覚あり	自覚に乏しく，自信過剰
代償・ケア	可能・受け入れる	不可能・拒否：例えば服薬支援を拒否
適切な判断	可能	困難：財産管理，受診，運転免許返納など
危険	少ない	高い：運転，外出して戻れないなど
BPSD	少ない	妄想や暴言・暴力などの増加
情動	うつ傾向	多幸傾向，失敗の指摘に対する怒り
本人の QOL	低くなる	むしろ高い
介護者	影響が少ない	介護負担増大，介護者の QOL 低下
病型	レビー小体型，血管性	アルツハイマー型，行動障害型前頭側頭型

（文献2より）

図 1.
認知症初期症状 11 項目質問票（SED-11Q）の得点の患者-家族間乖離とアルツハイマー型認知症（AD）重症度の関係
進行とともに乖離（病識低下）が増大する．
MCI：軽度認知障害

（文献5より）

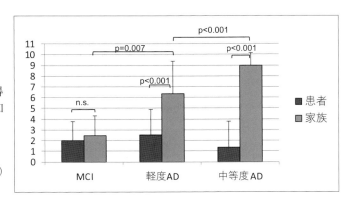

の介入，つまり病識低下を改善させるアプローチと，②リハビリテーション対象者（脳卒中・骨疾患・廃用・心疾患など）に認知症による病識低下がある場合のリハビリテーション実施のポイントに分けて解説する．

1．認知症による病識低下の評価方法

病識を評価するには2つの方法がある．①自己の予測値と実測値の誤差から知る方法と，②自己評価と他者評価の比較から知る方法である．

①は，例えば20個の言葉を提示して1分間で何個覚えられるか？と質問し，本人の予測値を得る．次いで，実際に1分間で覚えてもらい，いくつ覚えられたか実測値を得る．この差（乖離度）から病識がわかる．実測値よりも予測値が過大なら病識低下ということになる．

②は，質問紙に本人と他者（介護家族）が同時に記入して差をみる．これに特化した Anosognosia Questionnaire for Dementia という30項目の質問紙[3]があり，日本語版が開発されている．我々はこの評価票を使って，12組の軽度認知障害（mild cognitive impairment；MCI），23組の軽度アルツ

ハイマー型認知症，18組の中等度アルツハイマー型認知症を対象に，本人評価と家族評価の乖離度を検討した．すると，MCI では有意な乖離はみられず，軽度アルツハイマー型認知症で有意な乖離，中等度アルツハイマー型認知症ではさらに大きな乖離がみられ，アルツハイマー型認知症の進行とともに病識が低下することを示した[4]．我々が開発した認知症初期症状 11 項目質問票（symptoms of early dementia-11 questionnaire；SED-11Q）は，本来は認知症のスクリーニング目的で開発されたものであるが，これを本人と家族が記入することでも，アルツハイマー型認知症の病識低下を示すことができた（図1）．SED-11Q の該当項目数が，アルツハイマー型認知症の初期で家族評価では約6項目に対して，本人評価では2～3項目程度と病識低下が明らかで，アルツハイマー型認知症の中期になると家族は平均9項目該当するが，本人は1～2項目で，乖離がさらに拡大した（病識低下が進行した）[5]．

MCI のステージでも，健忘型 MCI の中で健忘のみを示す単領域型群と，他の認知機能障害も伴

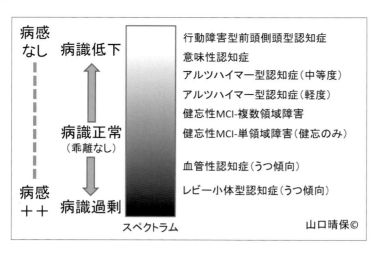

図 2.
認知症病型と病識低下度のイメージ図
病識は有無ではなく, 黒から白のグラデーション(スペクトラム)であり, 典型例を位置づけしたが, 病感・病識低下の度合いは症例毎に異なる.

図中の項目:
- 病感なし / 病識低下
- 病識正常(乖離なし)
- 病感++ / 病識過剰
- スペクトラム

- 行動障害型前頭側頭型認知症
- 意味性認知症
- アルツハイマー型認知症(中等度)
- アルツハイマー型認知症(軽度)
- 健忘性MCI-複数領域障害
- 健忘性MCI-単領域障害(健忘のみ)
- 血管性認知症(うつ傾向)
- レビー小体型認知症(うつ傾向)

山口晴保©

いアルツハイマー型認知症に移行する確率が高い複数領域型群を比較すると, 複数領域型MCI群のほうが生活管理能力(IADL)低下の自覚が低いと報告されている[6].

2. 認知症病型と病識低下

我々がSED-11Qを用いて認知症の病識低下について研究した結果, レビー小体型認知症や血管性認知症は病識が保たれている, ないしは病識が過剰でうつ的になっていることが多いことがわかった[2]. 一方, アルツハイマー型認知症や, 特に前頭側頭型認知症では病識低下が顕著にみられた(表1). 羽生らは日本版生活健忘チェックリスト(everyday memory check; EMC)を本人と介護者が同時にチェックする方法で調査し, 病識低下はアルツハイマー型認知症の65%, レビー小体型認知症の6%, 血管性認知症の36%に認められたと報告している[7].

3. 病識低下と病感

しばしば病識欠損や病識欠如という言葉が用いられるが, 病識を有無で捉えるべきでなく, 有と無の間のスペクトラムとして捉える必要がある(図2). 病識が低下していても病感は持っている. 特に自分の認知機能が徐々に失われていく不安感を抱いていることが多い. よって, 認知症者に対するリハビリテーションでは, ① まず本人の病識低下の程度を把握する, ② 病感や不安, うつなどの心理面を把握する, ③ 病識を高めるアプローチが有効かを検討する. ③については慎重な態度が必要である. 病識を高めることは, 自身の認知障害を自覚することなので, うつになるリスクがあ

る. うつになるリスクを避けつつ本人が障害を自覚し, さらには障害を受容する方向に持っていけると成功である. 認知症の本人が自分の認知障害をある程度正確に自覚してそれを受容できれば, **表1**の病識低下例に示したような介護困難を生じにくくなり, リハビリテーションの場合であればスムースにリハビリテーションに乗ってくる.

筆者(山口)は, 物忘れ外来でアルツハイマー型認知症の診断時に, 本人に対して「あなたは本日アルツハイマー型認知症と診断された. これは物忘れをする病気. だから今日から堂々と忘れて良い. 心配はいらない. 大切なことは家族に覚えておいてもらえば良い. 忘れることは心配しないで, どうしたら毎日楽しく過ごせるかを考え, 家族と仲良く楽しく生活してほしい」とお願いする. 病識を高めつつ障害受容を目指すアプローチの一例である.

認知症者の病識を高めるアプローチ

病識低下は, 欧米では病態失認(anosognosia)といわれ, insight(内観)や self-awareness(自覚)の障害と説明される[8]. 病態失認は, 認知症に限らず様々な疾患に出現する. Babinski が 1914 年に, 脳卒中左片麻痺患者が自分の運動麻痺の自覚を欠くことをフランス語で anosognosie と表現した[9]のが病態失認という用語の始まりとされる.

Bertrand らのメタ認知に関する総説[10]には, 片麻痺を否定する病態失認(病識低下)の事例に, 本人の様子を映したビデオを見せると, 病態失認が改善したことが示されている. また, 自分の片麻

痺には気づかなくても，他者の片麻痺には気づい
た．このことから，自身の状態のモニタリングは
うまくできないが，他者のモニタリングはできる
という特徴が示され，また，ビデオを用いること
により自身を客観視して自身の障害の自覚が高ま
ることが示唆されている．

　Clare らは，初期認知症者 91 名，介護者 87 名，
健常高齢者 80 名に，① 認知症，② 認知症初期，
② 正常加齢の 3 つの寸描（vignette；事例に生じて
いる日常のイベントの紹介）を示し，問題点とそ
れへのアドバイスを求めた．① 認知症の寸描を例
示すると，「○歳の独居女性．火の消し忘れ，繰り
返し質問，受診日を忘れるなどがある．夜，隣家
のドアをノックして店への行き方を尋ねる」など
が描写されている．この寸描から，初期認知症者
でも問題点を指摘したり，問題点へのアドバイス
が可能だった．もちろん健常者に比べると指摘数
が少なかったが．そして，初期認知症者の 29%
が，寸描の登場人物と自分に似ている点があると
自発的に指摘した[11]．

　このようなことを勘案すると，アルツハイマー
型認知症の本人の失敗行動をビデオで撮って本人
に見てもらうと，病識が高まると筆者は予測す
る．しかし，自身の障害の自覚が高まるほど自尊心
が傷つき，うつ状態になりやすいという点で慎重
にすべきであろう．本人が笑顔で受け入れられる
ような場面・状況でのみ有効なアプローチと思う．

　そこで，筆者は，もの盗られ妄想の祖母を孫の
視点で捉えた寸描を作り，もの盗られ妄想のある
アルツハイマー型認知症患者に読んでもらい，い
くつか質問している．寸描は『おばあちゃんは，自
分がしまい忘れたのに，僕のお母さんに「ドロ
ボー！返せ」と言うので，僕は悲しい』といった内
容である．すると，患者は物語の登場人物を他人
ごととして捉え，登場人物が妄想を抱いていると
指摘できる場合がある．このようなアプローチ
で，本人の自覚が高まり，家族と仲良く暮らせる
ようになることを願っている．

リハビリテーション対象者に認知症による病識低下がある場合の注意点

　臨床現場では，認知症以外の疾患でリハビリ
テーション処方が出された対象者の認知機能が低
下しているケースがある．認知症未診断のケース
も多く，高齢者のリハビリテーションでは Mini
Mental State Examination など，認知機能のスク
リーニングテストを実施する場合も多くなってい
るが，リハビリテーション実施に際して病識が考
慮されることはあまりない．なお，認知症におい
て，病識の低下が影響するのは，主として軽度の
段階である．軽度の段階では，リハビリテーショ
ンの目的・内容を理解したとしても，病識が低下
している場合にはリハビリテーションの必要性を
感じることなく，リハビリテーションへの動機を
持つことが困難となることが考えられる．病識が
低下していて必要性を感じていないケースに，内
容が理解されていないと誤解してリハビリテー
ションの目的・内容を丁寧に説明しても，本人の
リハビリテーションに対する意欲を高めることは
期待できない．それに対し，中等度以降に進行し
た場合には，そもそも，認知機能の低下により，
リハビリテーションの内容を理解することが困難
となっていくことから，病識の検討以前に，リハ
ビリテーションの目的・内容の丁寧な説明が必要
となる．

　大腿骨骨折のリハビリテーションをはじめ，ガ
イドラインに沿って標準的な機能訓練を実施する
場合には，必ずしも本人がリハビリテーションの
内容を理解していなくても，リハビリテーション
の実施は可能であるが，日常生活動作（ADL）訓練
など，生活状況に応じた個別性の高いリハビリ
テーションの実施に際しては，リハビリテーショ
ンの効果を上げるためには，本人とセラピストが
課題を共有し，共同意思決定によりリハビリテー
ションゴールを設定し，本人が主体的にリハビリ
テーションに取り組むことが望ましい．ここで，
病識が低下している場合には，そもそも，本人が
自分自身の課題認識を持つことが困難となり，リ

ハビリテーション実施の意欲を持つことが難しくなる．ここで，認知症の病識低下のリハビリテーションは確立しているとは言い難い状況で，病識を高めるアプローチを実施しても，必ずしも効果は期待できない．さらに，アルツハイマー病など，認知症の原因疾患が進行性の場合には，認知機能とともに病識も低下していく．したがって，病識低下も含め，予後予測に基づいて，リハビリテーションを実施することが求められる．多くの場合には，本人へのアプローチに加えて，環境設定を重視するアプローチが取られることとなる．環境設定とは，物理的な環境に加えて人的環境，すなわち，同居の家族のサポートなども含まれる．病識の低下は，介護家族には理解が難しい症状であり，なぜ，本人は「困ったことはない」「自分はできる」と言い張るのか，リハビリテーションに意欲を持てないのか，理解できずに精神的な負担を増していく家族からの相談に応じることも多い．「認知症における病識のリハビリテーション」については，本人の病識を高めるアプローチより，家族の症状理解を促す疾患教育が奏功する場合も多いと思われる．

　ここで，病識の低下とは，自己の能力の客観的評価と主観的評価のずれであり，高次脳機能障害・精神疾患においては，病識のリハビリテーションは社会復帰を目的として行われることが多い．不特定多数の交流を前提とする社会参加では，客観的評価と主観的評価のずれが，不適応につながる可能性があるからである．それに対して，認知症では，社会関係性は家族など身近な関係性およびデイサービスなど，特別な配慮が期待できる場に限定されていくことが多い．こうした場では，本人が客観的評価に主観的評価を合わせていく努力をしなくても，かかわる人たちが，本人の主観的評価を認識して行動することにより，円滑な関係性を維持していくことができる．

　なお，認知症が進行していき，病識低下が進み，本人がリハビリテーションにも明確な意欲を持たない場合には，明示的に訓練をするのではなく，本人の好む活動に必要となる要素を盛り込んでい

くこともリハビリテーションの重要な役割と考えられる．例えば，「音楽療法は認知機能向上に資するか」という問題設定があるが，そうした発想ではなく，本人が好きな「音楽」をリハビリテーションの道具として，必要となる要素を盛り込んでいくという発想である．本人が好む活動には，意欲を持って取り組み，潜在的な能力が発揮されることはよく知られた事実である．Satoh らは，音楽体操を開発し，軽度から中等度の認知症患者85名を登録し，43名を音楽体操，42名は携帯ゲーム機を用いた認知刺激に割り付け半年間の介入を行い，検査未完や脱落者23名を除く62名について解析したところ，ADL は脳トレ群では有意に低下しているのに対し，音楽体操群では維持を示し，有意な差を報告している[12]．このような支援では，本人が機能低下の自覚を持つことではなく，好きな活動を続けたいという意欲を持つことが，活動継続の動機付けになる．Satoh らの報告は，量的な研究であり，集団で体操を実施したが，リハビリテーションの臨床では，本人に応じて個別の内容でのリハビリテーションが実施されるため，より，個人のニーズに応える内容とすることができる．

　疾患に共通する課題として，転倒が挙げられる．Starkstein らは，アルツハイマー病患者278名と，年齢を合わせた健常対照者45名を対象に，介護者による危険行動の頻度の評価を実施した．危険行動の頻度は，アルツハイマー病患者群では16%，健常対照群では2%で，病識低下があると危険行動のリスクは3倍となるが，危険行動と年齢，教育年数，うつ病の診断，自殺念慮の有無との間には有意な関連はなかったことを報告している[13]．この結果から，本人が「できる」と考えることと，実際の能力に差があることが危険行為に結び付いていることが示唆され，病識の低下は，転倒リスク要因であることが推察される．転倒のリスク要因として，下肢筋力低下，バランス障害といった身体機能の低下に加えて実行機能・注意機能といった認知的要因も指摘されている[14]が，それらに加えて，病識の低下の評価も重要と思われ

る.

　以上のように，認知症の病識低下が認められる場合には，病識のリハビリテーションを行うよりも，病識の低下を前提として，周囲の配慮など，環境整備により，本人および周囲の人の生活の質（QOL）向上を目指していくことが望まれる．多くの認知症の原因疾患は進行性で，病識が低下し，機能低下の自覚が低下していくことは，本人にとってはQOLの維持につながる面もある[15]．多くの場合，認知症の本人は不特定多数との交流のある社会活動に参加をすることはなく，社会に適応するために，客観的に自己の機能を評価して行動することが求められる，ということではない．無理に自己の機能低下に直面する必要のある場面も少なく，本人とかかわる人たちが，本人の病識の低下を含め，機能低下を理解し，配慮をすることで，本人も周囲も幸せに生きていくことが可能である．

　なお，筆者（山口）は，本誌の認知症リハビリテーションの特集号（No. 164, 2013 年）で，実践的アプローチを紹介している[16]．その中で示した脳活性化リハビリテーションビリテーション 5 原則：① 快刺激（楽しく実施），② 双方向コミュニケーション（安心を生む），③ 役割（残存応力の発揮：できることにフォーカス），④ 褒め合い（ともに笑顔に：モチベーションアップ），⑤ 失敗を防ぐサポート（自己効力感アップ）を念頭に，認知症を有する患者のリハビリテーションに取り組んでいただきたい．

文　献

1) 小澤　勲：痴呆老人からみた世界—老年期痴呆の精神病理．pp. 148-152, 岩崎学術出版社, 1998.
2) 山口晴保ほか：病識低下が BPSD 増悪・うつ軽減と関連する認知症疾患医療センターもの忘れ外来 365 例の分析．認知症ケア研究誌, 2：39-50, 2018.
3) Sato J, et al：Two dimensions of anosognosia in patients with Alzheimer's disease：reliability and validity of the Japanese version of the Ano-sognosia Questionnaire for Dementia（AQ-D）. Psychiatry Clin Neurosci, 61（6）：672-677, 2007.
4) Maki Y, et al：Anosognosia：patients' distress and self-awareness of deficits in Alzheimer's disease. Am J Alzheimers Dis Other Demen, 27（5）：339-45, 2012.
5) Maki Y, et al：Evaluation of anosognosia in Alzheimer's disease using the Symptoms of Early Dementia-11 Questionnaire（SED-11Q）. Dement Geriatr Cogn Dis Extra, 3（1）：351-359, 2013.
6) Steward KA, et al：Differences in self-awareness of functional deficits between amnestic single- and multidomain mild cognitive impairment. J Clin Exp Neuropsychol, 41（5）：544-553, 2019.
7) 羽生春夫ほか：老年期認知症患者の病識—生活健忘チェックリストを用い，介護者を対照とした研究—．日老医誌, 44：463-469, 2007.
8) Maki Y, et al：Anosognosia in Alzheimer's disease dementia. Alzheimer's Disease, pp. 1-16, Nova Science Publishers, 2016.
9) Babinski J：Contribution a l'etude des troubles mentaux dans l'hemiplegie organique cerebrale（anosognosie）. Rev Neurol, 27：845-848, 1914.
10) Bertrand E, et al：Metacognition and perspective-taking in Alzheimer's disease：A mini-review. Front Psychol, 7：1812, 2016.
11) Clare L, et al："She might have what I have got"：the potential utility of vignettes as an indirect measure of awareness in early-stage dementia. Aging Ment Health, 16（5）：566-575, 2012.
12) Satoh M, et al：Physical exercise with music maintains activities of daily living in patients with dementia：Mihama-Kiho Project Part 21. J Alzheimers Dis, 57（1）：85-96, 2017.
13) Starkstein SE, et al：Insight and danger in Alzheimer's disease. Eur J Neurol, 14（4）：455-460, 2007.
14) 牧迫飛雄馬：高齢者の認知・精神機能と転倒リスク．日転倒予会誌, 3（3）：5-10, 2017.
15) Maki Y, et al：The impact of subjective memory complaints on quality of life in community-dwelling older adults. Psychogeriatrics, 14（3）：175-181, 2014.
16) 山口晴保（編）：認知症のリハビリテーション：笑顔が生まれる実践的アプローチ．MB Med Reha, 164：1-7, 2013.

『軟部組織損傷・障害の病態と リハビリテーション』 書籍連動 Web 講座（全 3 回）

参加費：3,300 円（税込）/ 各回（zoom による Web 開催）
主　催：株式会社メジカルビュー社

【第 1 回　腱障害】
日　時：2021 年 10 月 19 日（火）午後 8 時〜 10 時
演　者：小林　匠先生（北海道千歳リハビリテーション
　　　　大学）総論
　　　　窪田智史先生（東京国際大学）評価・治療
　　　　佐竹勇人先生（阪奈中央病院）ケーススタディ
【第 2 回　靭帯損傷】
日　時：2021 年 11 月 16 日（火）午後 9 時〜 11 時
演　者：小林　匠先生（北海道千歳リハビリテーション
　　　　大学）総論
　　　　越野裕太先生（NTT 東日本札幌病院）評価・治療
　　　　坂田　淳先生（トヨタ記念病院）ケーススタディ
【第 3 回　腱板障害】
日　時：2021 年 12 月 14 日（火）午後 8 時〜 10 時
演　者：小林　匠先生（北海道千歳リハビリテーション
　　　　大学）総論
　　　　戸田　創先生（札幌医科大学）評価・治療
　　　　伊藤　雄先生（整形外科北新病院）ケーススタディ
参加申込方法：下記の URL で申込みサイトにアクセス
　　　　のうえ，お手続きください。

　　　　https://www.medicalview.co.jp/
　　　　campaign/reha_seminar2021/

第 46 回日本足の外科学会学術集会

会　期：2021 年 11 月 11 日（木）〜 11 月 12 日（金）
学会長：熊井　司（早稲田大学スポーツ科学学術院教授）
会　場：早稲田大学　早稲田キャンパス　大隈記念講堂
　　　　〒 169-8050 新宿区西早稲田 1-6-1
　　　　リーガロイヤルホテル東京
　　　　〒 169-8613 東京都新宿区戸塚町 1-104-19
テーマ：足の学び舎―足を診る，考える，そして知る
同時開催：第 1 回足の運動機能を語る会　11 月 12 日（金）
　　　　於：大隈記念講堂小講堂
　　　（近年の高まるニーズのもと，足の理学療法，機能療
　　　　法など運動器についての基礎及び臨床研究の場とし
　　　　て，理学療法士，アスレチックトレーナーなどの有資
　　　　格者セラピストによる会員制研究会の発足を目指し，
　　　　足の外科医との交流・情報共有を試みる会）
学会ホームページ：https://www.jssf2021.jp/
　　　　　　　　　　（3 月下旬公開予定）
演題募集期間：5 月中旬〜 6 月 25 日（予定）
主催事務局：早稲田大学スポーツ科学学術院
　　　　　　熊井研究室
　　　　〒 359-1192　所沢市三ケ島 2-579-15
運営事務局：（社）会議支援センター内
　　　　〒 104-0041 東京都中央区新富 1-8-6 SS ビル 3 階
　　　　TEL：03-6222-9871　FAX：03-6222-9875
　　　　E-mail：a-csc@a-csc.org

第 48 回関東膝を語る会

日　時：令和 3 年 11 月 20 日（土）
　　　　13：00〜18：00（予定）
会　場：新久喜総合病院　新棟 4 階　講堂
　　　　〒 346-8530 埼玉県久喜市上早見 418-1
　　　　TEL 0480-26-0033（代表）
一般演題：13：15〜16：50
特別講演：17：00〜18：00
　　　　「膝関節内側半月板後角断裂の臨床―自験例
　　　　の分析―」
　　　　医療法人同信会福岡整形外科病院　理事長
　　　　王寺　享弘先生
一般演題募集締切日：令和 3 年 8 月 31 日（火）必着
応募方法：演題名，演者名，所属，住所，電話番号，
　　　　FAX 番号，メールアドレスを明記のうえ，
　　　　400〜800 字以内の抄録を Microsoft Office
　　　　Word（可能な限り Windows）にて作成し，
　　　　メールに添付のうえ，ご応募下さい.
お申込先：第 48 回 関東膝を語る会　事務局
　　　　担当：小暮（一般社団法人巨樹の会新上三川
　　　　病院）
　　　　E-mail：kogure@kaminokawa-hp.jp
第 48 回 関東膝を語る会　当番世話人：
　　　　一般社団法人巨樹の会新上三川病院
　　　　副院長　関矢　仁
　　　　〒 329-0611　栃木県河内郡上三川町上三川
　　　　2360 番地
　　　　TEL 0285-56-7111

第 5 回　日本安全運転・医療研究会

日　時：2021 年 12 月 5 日（日曜日）9 時 25 分〜17 時
形　式：WEB 開催（オンライン＋デマンド配信）
会　長：渡邉　修（東京慈恵会医科大学附属第三病院リ
　　　　ハビリテーション科）
テーマ：「安心・安全な交通社会のしくみ」
主なプログラム：運転指導基礎講座（5 演題），特別講演
　　　　（2 演題），シンポジウム（6 演題），一般演題
一般演題募集：
　　　　研究会 HP　https://secretaryart.co.jp/5th_js_
　　　　sdmc/　より、演題募集用フォーマットから送
　　　　信ください。
　　　　抄録締め切りは 2021 年 10 月 30 日正午まで。
運営事務局：東京慈恵会医科大学第三病院　リハビリ
　　　　テーション科
　　　　〒 201-8601　東京都狛江市和泉本町 4-11-1
　　　　TEL：03-3480-1151（代表）
　　　　E-mail：shuwata@jikei.ac.jp

病院歯科介護研究会
第 23 回総会・学術講演会

大会長：松永一幸(脳神経センター大田記念病院　歯科)
実行委員長：伊東昌洋(長島病院　歯科)
テーマ：『多職種ではじめる脳卒中地域連携』
～脳卒中・循環器病対策基本法 2019 施行を受けて口腔管理はどうあるべきか～
開催形式：Web 開催
※ライブ配信+オンデマンド配信(11/8～12/8)
ライブ配信日時：2021 年 11 月 7 日(日)9：55～16：20
プログラム
9：55～10：00　開会挨拶　松永一幸(病院歯科介護研究会　第 23 回総会・学術講演大会長)
10：00～11：10　基調講演「脳卒中・循環器病対策基本法の成立までの背景—足利赤十字病院における医科歯科連携—」
座長：小林芳友(積善病院歯科診療部長)
演者：小松本悟(足利赤十字病院名誉院長)
11：20～12：30　教育講演①「脳卒中地域連携における歯科の役割」
座長：園井教裕(岡山大学大学院医歯薬学総合研究科附属医療教育センター助教)
演者：古屋純一(昭和大学歯学部高齢者歯科学講座准教授)
12：40～13：50　教育講演②「多職種連携のために歯科がなすべきこと」
座長：郡山達男(脳神経センター大田記念病院院長)
演者：吉田光由(広島大学大学院医系科学研究科先端歯科補綴学准教授)
14：00～16：20　シンポジウム
・「多職種からみた口腔管理の課題」
座長：松永一幸(脳神経センター大田記念病院歯科医長)
・「その先にあるものを見据えた言語聴覚療法の提供」
演者：時田春樹(川崎医療福祉大学リハビリテーション学部言語聴覚療法学科准教授/一般社団法人広島県言語聴覚士会会長)
・「保健師の立場でみる脳卒中後遺症の方々の口腔管理の重要性と,人生の最終段階に向けて」
演者：田原久美子(地域密着型特別養護老人ホーム五本松の家施設長)
・「多職種で行う口腔管理がもたらす好循環～歯科衛生士の役割～」
演者：吉田泰子(脳神経センター大田記念病院歯科診療課)
総合討論
座長：松永一幸(脳神経センター大田記念病院歯科医長)
助言者：郡山達男(脳神経センター大田記念病院院長)
助言者：古屋純一(昭和大学歯学部高齢者歯科学講座准教授)
一般社団法人日本老年歯科医学会認定制度更新単位
日本歯科衛生士会認定更新研修
※以下の認定単位研修も申請中です。
公益社団法人日本歯科衛生士会専門研修・認定更新生涯研修
参加費
・事前登録(～10/3)
病院歯科介護研究会会員 3,000 円
会員外医師・歯科医師 6,000 円
歯科衛生士・その他 5,000 円
※学生(大学院を除く)は無料です。

ただし、事前参加登録が必要です。
・直前登録(10/4～10/15)
病院歯科介護研究会会員 5,000 円
会員外医師・歯科医師 7,000 円
歯科衛生士・その他 6,000 円
※病院歯科介護研究会会員価格の適応は申し込み時点で会員会費完納者に限ります。
申込方法
参加申込書を 10 月 15 日(日)までに，FAX にて送付またはホームページから申し込みください。振込先および振込額を E-mail でお知らせします。
HP：http://woci.news　をご参照ください。
主催：病院歯科介護研究会
共催：日本老年歯科医学会岡山支部
お問い合わせ先
病院歯科介護研究会第 23 回総会・学術講演会大会事務局(新庄村国民健康保険歯科診療所)
TEL：0867-56-3056　FAX：0867-56-3434
E-mail：hisanobu@mx9.tiki.ne.jp

FAX による注文・住所変更届け

改定：2015 年 1 月

　毎度ご購読いただきましてありがとうございます．
　読者の皆様方に小社の本をより確実にお届けさせていただくために，FAX でのご注文・住所変更届けを受けつけております．この機会に是非ご利用ください．

◇ご利用方法

　FAX 専用注文書・住所変更届けは，そのまま切り離して FAX 用紙としてご利用ください．また，注文の場合手続き終了後，ご購入商品と郵便振替用紙を同封してお送りいたします．**代金が 5,000 円をこえる場合，代金引換便とさせて頂きます**．その他，申し込み・変更届けの方法は電話，郵便はがきも同様です．

◇代金引換について

　本の代金が 5,000 円をこえる場合，代金引換とさせて頂きます．配達員が商品をお届けした際に，現金またはクレジットカード・デビットカードにて代金を配達員にお支払い下さい(本の代金＋消費税＋送料)．(※年間定期購読と同時に 5,000 円をこえるご注文を頂いた場合は代金引換とはなりません．郵便振替用紙を同封して発送いたします．代金後払いという形になります．送料は定期購読を含むご注文の場合は頂きません)

◇年間定期購読のお申し込みについて

　年間定期購読は，1 年分を前金で頂いておりますため，代金引換とはなりません．郵便振替用紙を本と同封または別送いたします．送料無料，また何月号からでもお申込み頂けます．
　毎年末，次年度定期購読のご案内をお送りいたしますので，定期購読更新のお手間が非常に少なく済みます．

◇住所変更届けについて

　年間購読をお申し込みされております方は，その期間中お届け先が変更します際，必ずご連絡下さいますようよろしくお願い致します．

◇取消，変更について

　取消，変更につきましては，お早めに FAX，お電話でお知らせ下さい．
　返品は，原則として受けつけておりませんが，返品の場合の郵送料はお客様負担とさせていただきます．その際は必ず小社へご連絡ください．

◇ご送本について

　ご送本につきましては，ご注文がありましてから約 1 週間前後とみていただきたいと思います．お急ぎの方は，ご注文の際にその旨をご記入ください．至急送らせていただきます．2～3 日でお手元に届くように手配いたします．

◇個人情報の利用目的

　お客様から収集させていただいた個人情報，ご注文情報は本サービスを提供する目的(本の発送，ご注文内容の確認，問い合わせに対しての回答等)以外には利用することはございません．

　その他，ご不明な点は小社までご連絡ください．

株式会社　全日本病院出版会　〒113-0033 東京都文京区本郷 3-16-4-7F
電話 03(5689)5989　FAX03(5689)8030　郵便振替口座 00160-9-58753

ＦＡＸ専用注文書

ご購入される書籍・雑誌名に○印と冊数をご記入ください

5,000円以上代金引換

○	書　籍　名	定価	冊数
	まず知っておきたい！がん治療のお金，医療サービス事典　**新刊**	¥2,200	
	カラーアトラス　爪の診療実践ガイド　改訂第2版　**新刊**	¥7,920	
	明日の足診療シリーズⅠ足の変性疾患・後天性変形の診かた	¥9,350	
	運動器臨床解剖学—チーム秋田の「メゾ解剖学」基本講座—	¥5,940	
	ストレスチェック時代の睡眠・生活リズム改善実践マニュアル	¥3,630	
	超実践！がん患者に必要な口腔ケア	¥4,290	
	足関節ねんざ症候群—足くびのねんざを正しく理解する書—	¥5,500	
	読めばわかる！臨床不眠治療—睡眠専門医が伝授する不眠の知識—	¥3,300	
	骨折治療基本手技アトラス—押さえておきたい10のプロジェクト—	¥16,500	
	足育学　外来でみるフットケア・フットヘルスウェア	¥7,700	
	四季を楽しむビジュアル嚥下食レシピ	¥3,960	
	病院と在宅をつなぐ 脳神経内科の摂食嚥下障害—病態理解と専門職の視点—	¥4,950	
	睡眠からみた認知症診療ハンドブック—早期診断と多角的治療アプローチ—	¥3,850	
	肘実践講座　よくわかる野球肘　肘の内側部障害—病態と対応—	¥9,350	
	医療・看護・介護で役立つ嚥下治療エッセンスノート	¥3,630	
	こどものスポーツ外来—親もナットク！このケア・この説明—	¥7,040	
	野球ヒジ診療ハンドブック—肘の診断から治療，検診まで—	¥3,960	
	見逃さない！骨・軟部腫瘍外科画像アトラス	¥6,600	
	パフォーマンスUP！　運動連鎖から考える投球障害	¥4,290	
	医療・看護・介護のための睡眠検定ハンドブック	¥3,300	
	肘実践講座 よくわかる野球肘　離断性骨軟骨炎	¥8,250	
	これでわかる！スポーツ損傷超音波診断 肩・肘＋α	¥5,060	
	達人が教える外傷骨折治療	¥8,800	
	ここが聞きたい！スポーツ診療Q&A	¥6,050	
	見開きナットク！フットケア実践Q&A	¥6,050	
	高次脳機能を鍛える	¥3,080	
	最新　義肢装具ハンドブック	¥7,700	
	訪問で行う 摂食・嚥下リハビリテーションのチームアプローチ	¥4,180	

バックナンバー申込（※ 特集タイトルはバックナンバー 一覧をご参照ください）

❀メディカルリハビリテーション（No）

No＿＿＿＿＿　　No＿＿＿＿＿　　No＿＿＿＿＿　　No＿＿＿＿＿　　No＿＿＿＿＿
No＿＿＿＿＿　　No＿＿＿＿＿　　No＿＿＿＿＿　　No＿＿＿＿＿　　No＿＿＿＿＿

❀オルソペディクス（Vol/No）

Vol/No＿＿＿　　Vol/No＿＿＿　　Vol/No＿＿＿　　Vol/No＿＿＿　　Vol/No＿＿＿

年間定期購読申込

❀メディカルリハビリテーション　　　　　No.　　　　　　　から

❀オルソペディクス　　　　　Vol.　　　No.　　　から

TEL：　　　（　　　）　　　　　FAX：　　　（　　　）

ご住所　〒

フリガナ

お名前　　　　　　　　　　　　　　要捺印　　診療科目

ＦＡＸ 03-5689-8030 全日本病院出版会行

全日本病院出版会行

FAX 03-5689-8030

年　月　日

住 所 変 更 届 け

お名前	フリガナ	
お客様番号		毎回お送りしています封筒のお名前の右上に印字されております8ケタの番号をご記入下さい。
新お届け先	〒　　　　都道 　　　　　府県	
新電話番号	（　　　　　）	
変更日付	年　月　日より	月号より
旧お届け先	〒	

※ 年間購読を注文されております雑誌・書籍名に✓を付けて下さい。
- ☐ Monthly Book Orthopaedics （月刊誌）
- ☐ Monthly Book Derma. （月刊誌）
- ☐ 整形外科最小侵襲手術ジャーナル （季刊誌）
- ☐ Monthly Book Medical Rehabilitation （月刊誌）
- ☐ Monthly Book ENTONI （月刊誌）
- ☐ PEPARS （月刊誌）
- ☐ Monthly Book OCULISTA （月刊誌）

FAX 03-5689-8030

全日本病院出版会行

2022 年　年間購読のご案内

年間購読料　40,150 円（消費税込）

年間 13 冊発行

（通常号 11 冊・増大号 1 冊・増刊号 1 冊）

送料無料でお届けいたします！

各号の詳細は弊社ホームページでご覧いただけます.
☞www.zenniti.com/

※各号定価 2,750 円（本体 2,500 円＋税）（増刊・増大号を除く）

Monthly Book Medical Rehabilitation　No.265

2021 年 9 月 15 日発行　（毎月 1 回 15 日発行）
定価は表紙に表示してあります.
Printed in Japan

発行者　　末　定　広　光
発行所　　株式会社　全日本病院出版会
〒 113-0033　東京都文京区本郷 3 丁目 16 番 4 号 7 階
電話（03）5689-5989　Fax（03）5689-8030
郵便振替口座 00160-9-58753

印刷・製本　三報社印刷株式会社　　　電話（03）3637-0005
広告取扱店　㈱日本医学広告社　　　電話（03）5226-2791